Manual of
Clinical Operation and Procedure
for the General Dentist

口腔全科医师
临床操作手册

主　编　陈永进　宋　红　张　旻
编　者（以姓氏笔画为序）
　　　　王　博　王　疆　王迎捷　吕　昕　朱明慧
　　　　李　峰　吴　舜　宋　红　张　旻　陈永进
　　　　周　强　徐　典　熊曦州
绘　图　康维更
摄　影　姬红芳

U0391771

人民卫生出版社

图书在版编目（CIP）数据

口腔全科医师临床操作手册 / 陈永进等主编 . —北京：人民卫生出版社，2012.9

ISBN 978-7-117-16152-7

Ⅰ．①口…　Ⅱ．①陈…　Ⅲ．①口腔颌面部疾病 – 诊疗 – 手册　Ⅳ．① R78-62

中国版本图书馆 CIP 数据核字（2012）第 168967 号

门户网：**www.pmph.com**	出版物查询、网上书店
卫人网：**www.ipmph.com**	护士、医师、药师、中医师、卫生资格考试培训

口腔全科医师临床操作手册

主　　编：陈永进　宋　红　张　旻
出版发行：人民卫生出版社（中继线 010-59780011）
地　　址：北京市朝阳区潘家园南里19号
邮　　编：100021
E – mail：pmph@pmph.com
购书热线：010-59787592　010-59787584　010-65264830
印　　刷：中农印务有限公司
经　　销：新华书店
开　　本：787 × 1092　1/32　印张：5.5
字　　数：128千字
版　　次：2012 年 9 月第 1 版　2023 年 12 月第 1 版第 14 次印刷
标准书号：ISBN 978-7-117-16152-7/R・16153
定　　价：33.00元

打击盗版举报电话：**010-59787491　E–mail：WQ@pmph.com**
（凡属印装质量问题请与本社市场营销中心联系退换）

前　言

　　随着我国医疗改革的不断深入和口腔医学的发展，口腔医疗的社区化已成为口腔医疗保健事业的发展趋势，在不远的将来，口腔医学临床的基层化、社区化将成为我国口腔临床的主流。但是，基层医疗机构以及诊所医生的技术水平低和缺乏规范化操作严重影响社区医疗水平的提高，而缺乏高水平医师临床指导和规范化训练是造成这种现状的重要因素。如何使基层医生和年轻医生能够迅速掌握规范化的临床操作技术，并随时得到高水平的临床指导，是提高基层口腔医疗水平的重要手段。

　　本书由第四军医大学口腔医院急诊与综合临床科组织编写，共9章，遵循规范、实用的原则，力求用简洁的语言、丰富的图示，从接诊、医患交流、检查、诊断与鉴别诊断到治疗计划制定、正确操作体位以及治疗操作等临床诊疗程序，详细描述各种常见口腔疾病的规范化治疗技术的适应证、禁忌证、所需器械和材料、操作步骤、注意事项、治疗失败原因以及当今临床上常用和最新设备的使用方法，使阅读者能够把此书作为随身老师，指导自己的日常临床实践。本书适合临床实习阶段的学生、毕业后实习医生，特别是缺乏指导的基层全科口腔医师，是一本实用性强、不可多得的年轻医师临床指导性手册。

目　录

第一章

接　诊

　　接诊是口腔疾病诊治的第一步，建立良好的医患关系、构建彼此相互信任的就诊氛围是保障医疗工作顺利进行的基本条件。良好的医患交流可以赢得患者的积极支持和配合，帮助医生明确诊断病情，顺利实施治疗方案，降低医疗风险和投诉，达到治愈疾病的目的。医患交流通常可分为两个层面：一是专业技术方面，二是思想意识方面。思想意识层面中医患交流的内涵极为丰富，它包括人文、历史、道德、艺术、法律等，这需要医生用一生的时间去不断地学习和提高，在本章节中我们就医患交流专业技术方面的内容做一简要介绍，以帮助初涉临床工作的年轻医生尽快地适应临床工作。

一、建立良好的医患交流氛围

　　在医患交流中，医生的语言、态度、行为举止决定着患者对医生的信任度和对将要进行治疗的接受程度，因此，医生除了有良好的技术外，必须具备一定的医患交流能力和素质，主要包括：

　　1. 真诚　真诚是做医生首先要具备的素质，医患交流的关键就是患者对医生的信赖，医生诚信待人，表里如一，是建立信任的基础。在临床工作中表现为①真诚的微笑，同情的眼神，贴心的问候，体现的是对人的尊重、关爱与呵护，能帮助患者解除对疾病的紧张、焦虑、悲观和抑郁的情绪，调动患者的主观能动性，树立战胜疾病的信心；②用适当的方式做到让患者对病情、治疗方案等信息全部知情，即患者或其家属（特殊情况下）知道的医疗信息与医生应该是相同的，尊重患者的知情权和选择权。

2. 自信　相信自己能把工作做好，充分认识自己的优点，坦然接受自己的缺点，扬长避短。在患者面前表现为积极的态度，对疾病清楚的认识，对治疗的把握，当然这需要医生经过正规的训练、不断地学习和积累经验。

3. 果断　大胆而有魄力，主动完成工作，不给患者模糊不清，模棱两可的选择或猜测，应该根据拥有的医学知识给患者合理的、积极的建议，但不是冒犯和草率的决定。面对问题和困难时应多方请教，可以参考高年资医生或其他同事的经验和建议，但最后的决定一定是你自己选择，因为你是患者的直接负责人。

4. 热情　对自己的工作有浓厚兴趣，积极学习新知识，新业务，参与专业组织的学术活动，研究患者及他们的问题，热爱自己的职业，培养敬业精神，在临床工作中表现出积极主动、认真负责、一丝不苟的工作态度。

5. 耐心　同情患者，富有爱心和耐心，工作中不断勉励自己、训练自己、控制自己，表现为高度的责任感，面对困难，能帮助患者建立积极的价值观。摒弃见病不见人的倾向，自觉呵护患者心理健康，同时对医疗技术精益求精，为每个患者提供最佳治疗。

6. 幽默感　每天重复一样的工作会产生枯燥感，学会幽默和开玩笑能帮助我们化解烦恼。在临床工作时，幽默可以缓解紧张情绪、化解工作压力、缓解疲劳、调节身心健康，也可以促进人际间的和谐交往，提高工作效率。但注意不要影响到患者的情绪，更不要取笑他人。

7. 团队精神 团队协作精神是要求医务人员要有团队协作意识和大局意识，医疗过程涉及医院的方方面面，它需要医务人员共同合作，哪个环节、细节做得不好，都会对医疗效果产生影响。没有哪一个医生是十全十美的，都需要同事之间的相互合作和帮助，医生作为这个团队的核心，与同事们团结合作才能保证医疗工作顺利进行。

二、接诊程序和注意事项

（一）接诊程序

1. 主动接诊 当患者走进诊室时，医生应主动和患者打招呼，并自我介绍，表现出诚恳的态度和对患者的尊重，在请患者坐下的同时也要安排好患者的陪人。

2. 调整椅位 调整椅位让患者舒适地就坐在牙椅上，使医生与患者能够相互平视，消除患者紧张情绪，缓和患者压力，采用坐位询问病史，最好不要采用患者仰卧位问诊，此时患者仰视医生，不利于交流。

3. 询问病史 倾听患者陈述，详细询问病史，询问患者前来就诊的主要原因，询问疾病发生发展的过程，询问系统疾病史，药物过敏史及家族疾病史等。详细记录病史。

4. 口腔检查 认真、细致、有序地对患者进行检查，必要时要辅助口腔特殊检查及实验室检查，记录在病历上。

5. 疾病诊断和制定治疗计划 根据采集到的信息对疾病作出正确诊断，并对疾病的治疗作出整体诊疗计划。

6. 解释病情和治疗方案 仔细向患者说明疾病的情况，详细解释即将进行的治疗方案，与患者讲解并讨论治疗方案的预后情况和治疗费用，明确患者的要求，确定最终治疗方案，经患者同意后再开始操作。

7. 完成治疗　严格按操作程序规范操作，对患者进行认真治疗。操作过程中向患者简单解释操作目的和程序。

8. 医嘱　完成治疗后，询问患者治疗过程中有何不适，嘱咐患者治疗后要注意的事项。

9. 完成病历　完成病历书写，约复诊时间，留联系电话。

（二）接诊注意事项

1. 诊室环境　诊室环境安静不喧哗，交谈过程中不会随意被打扰，谈话时最好关闭手机。在舒适安静无干扰的诊室内才易和患者交流，易向患者传递关怀的情感，也易让患者或家属感觉到医生对患者的重视及尊重。必要的情况下可以让1～2位陪人在场，让患者感觉到有人支持他。

2. 医生的仪表仪态　首先医生应该保持整洁干净，头发整齐，不留长指甲；帽子、口罩、工作衣穿戴整齐。坐、立、行端正；不坐在患者椅位上，不斜靠在椅子上或趴在桌上；谈吐文明礼貌，同事间称呼得当。医生整洁端庄、训练有素，既体现了对患者的尊重，也易获得患者的信任。

3. 患者椅位舒适　让患者采取自然坐姿，自然舒适，牙椅稍向后倾，最好不仰卧。医生自然端坐，目光平视对方，亲切诚恳。

4. 观察患者　从患者的言谈举止，穿着打扮中获得该患者的第一信息，对患者的性格特点、生活背景形成初步的印象，以便根据不同的患者针对他们不同的兴趣点进行谈话。同时注意患者的肢体语言，如紧张通常表现为皱眉、防范时握紧拳头、窘困时用手挡住嘴、疼痛时捂住疼痛部位等等，观察患者的肢体语言，对病症形成初步印象。

5. 医生自我介绍　接诊医生应主动向患者及其陪人亲切地介绍自己，必要的情况下告诉他们你的工作是帮助他们。除了语言表达以外，动作的表达，像握手、点头、微笑、身体姿势的变化等，这在医患交流中也起很重要的作用。总之，在开始的接触中要让患者及其陪人感受到医生是关心他们的。

6. 询问病情　问诊是医患交流的关键，友好的询问是良好交流的开端，冷淡的态度和含混不清的问题会为医疗纠纷埋下隐患。不少医疗纠纷往往是因为医生开始时的一两句不耐烦或冷淡的话引起的。患者一旦对医生形成了不良的第一印象，就很难再建立起信任的关系，在接下来的治疗中稍有不适就易引起患者及其陪人的不满。问诊过程中应注意：①医生问诊的语气，要用平和、柔和的语言与患者交流，平缓低调的语气有利于减轻患者的焦虑，让患者感到舒服，不要因自己是专业人士就用居高临下的口吻对患者说话，同时允许患者和家属提问或宣泄情绪；②问题要清晰，要通俗易懂，避免用过多的术语询问病情；③切忌在大庭广众下谈及患者敏感的问题，严格尊重和维护患者的隐私；④问句要用开放式结尾，避免暗含答案是"是"或"不是"的问题，尽量让患者来描述病情，如：不问"喝热水时是不是很疼？"应问"喝热水时是怎样的？"

列举问诊时常问的一般问题：

你多久去看一次牙？（反映患者对牙齿的关注程度）

你上次是在什么地方看的牙？（反映患者对所就诊处或医生的满意程度）

你最近看牙是为什么？（提供最近治疗情况，帮助诊断）

你每天刷几次牙，每次多长时间？（反映出患者是否重视牙齿健康）

你对牙齿的外观认为如何？（反映患者就医的动机及要求

治疗的强烈程度）

你做什么工作的? 住在哪儿?（反映患者的经济、教育背景和来医院治疗的难易程度）

7. 倾听　学会倾听，无论对患者还是家属，要充分了解他们的要求、具体的治疗目的，包括心理上的焦虑和恐惧等，这样才能真正做到设身处地为患者着想。接诊时首先耐心听患者陈述，不要怕耽误时间，大多数人会在独白2~3分钟后自动停止，在独白非常离题的情况下，礼貌地打断他，把谈话诱导到需要的信息上。做个好的倾听者是要听话后音，不要忽略患者的隐含意思，听话里有话的语句时要重复，与患者交换意见后确信你听明白了。同时医生还要避免只注意眼前的具体事物，而忽略了周围陪人的讲话。

8. 解释　医生在整个诊疗过程中都离不开通过语言和患者进行信息交流，医生的语言能使患者产生直接的心理反应。医学之父希波克拉底讲过一句名言：“医生有三大法宝，第一语言，第二药物，第三手术刀。”语言是医生的第一法宝，耐心详细地解释是非常重要的。应用通俗易懂的语言准确地解释疾病的状况，治疗的过程和风险，客观地评估治疗的效果，详细告知与诊疗相关的知识背景，这样才能获得患者积极支持和配合。解释过程中应注意：①避免用医学术语解释病情，以防患者听不懂或只听懂了一部分。医务人员告知患者病情后，最好再经患者说出来，以确认患者确实听懂了；②避免说得太多太快，患者及家属一时没有充分领会谈话内容，难以抓到问题关键；③为确认患者是否明白医生的陈述时，通常要用开放式结尾的问句，以确信患者明白了你的陈述。举例如下：当医生解释完治疗计划后，应问患者“你明白治疗方案的优缺点吗？”以开放的问题结尾来和患者交流，如果患者能清楚地描述出治疗方案的优缺点，证明患者确实明白了治疗方案，这对治疗的顺利进行很有帮助。而不是问"你明白我说的了吗?"或"这样行吗?"或"你对这计划还有什么问题吗?"若用这样的问题问患者，往往得到的回答是"是的，明白了"或"行"或就某一个问题展开讨论而忽略了其他问题，于是医生开始治疗，但事实上医生并不清楚患者明白的程度，也许患者并未完全明白治疗方案，治疗中易出现纠纷。

第二章

病史采集、检查、诊断与整体治疗计划制定

一、病 史 采 集

（一）采集口腔病史

1. 询问主诉 即患者就诊的主要症状（或体征）及持续时间，问题要简洁明确，直切主题。如："你哪儿不舒服？"，"你今天为什么来看病？"，"这种情况何时开始的？"，"持续有多长时间？"。

2. 询问现病史 围绕主诉症状展开询问：即病情发生的时间和部位、病情的特征和演变发展的情况、影响症状的因素、伴随的症状、诊疗的经过等，问题要为诊断提供线索。如：症状的起因："这个症状什么时候开始的？"，"引起病症的原因？"；症状的部位："什么部位不适？"；症状的特性："多长时间发作一次？"，"疼痛的特点？尖锐？放射状？钝痛？持续或间歇痛？"，"冷热痛还是咬合痛？"；影响症状的因素："症状加重和减轻因素是什么？"等。

3. 询问既往史 围绕口腔科病史展开的询问，为诊断提供重要线索。如："牙齿是否曾经疼痛过？"，"有无咬过硬物？"，"有无冷热过敏史？"，"有无食物嵌塞？"，"有无牙龈出血？"，"是否接受过口腔治疗（牙体、牙周、拔牙、正畸等治疗）？"，"颞颌关节是否弹响？"，"有无夜磨牙？"等。

4. 与口腔卫生相关的生活习惯　刷牙习惯、食物硬度、甜度等。如："刷牙次数?"，"是否喜爱吃硬的食物?"，"是否喜欢吃甜食或喝甜饮料?"。

（二）采集系统病史

1. 询问系统情况　主要考虑与口腔疾病相关的系统疾病和生理过程。

心血管系统：高血压患者，最好在服用降压药后，血压稳定的情况下再进行牙科治疗。心脏病安有心脏起搏器的患者，治疗用的超声治疗仪器要避免触及起搏器安置部位。

呼吸系统：肺部感染的患者可产生口臭。

消化系统：肝功能异常的患者要注意患者牙龈有无出血倾向。消化功能紊乱、肠胃炎、腹泻、便秘的患者可有不同程度的口臭或口腔溃疡。

血液系统：白血病、血小板减少性紫癜或血友病等患者要在专科医生指导下进行治疗，以防出血不止。

免疫系统：免疫功能缺陷，如艾滋病患者易引起继发感染。脏器移植患者由于长期服用免疫抑制剂等药物也易引起口腔溃烂或口腔感染等，需注意口腔卫生维护。

内分泌系统：如糖尿病患者要在服用预防性抗生素的情况下进行治疗，以免引起术后感染。

神经系统：长期服用苯妥英钠（大伦丁）的癫痫患者，可引起牙龈增生。

精神状况：当医生与患者在交流和接触过程中发现有此类疾病的迹象时，医生先要小心地咨询陪人，不能直接冒然询问患者。此类患者的病情会严重影响治疗效果，要在专科医生帮助下才能采取治疗措施，不可单一处理口腔问题。

生殖系统：治疗前注意询问妇女的生理情况，如月经期应避免手术或拔牙术，以免造成出血倾向；妊娠期要注意防范 X 射线对胎儿的影响，禁用消炎镇痛类药物，局部使用麻药或抗生素等药物要在妇产科医生指导下进行。

2. 手术外伤史　有无手术或外伤史。

3. 输血史　有无输血史。

4. 药物过敏史　有无青霉素、磺胺类药物过敏史，目前有无用药等。

5. 家族史　有无家族遗传疾病。

6. 特殊疾病治疗史　放疗或化疗后的患者要特别注意口腔卫生的维护，尽量减少创伤性治疗。如头颈部肿瘤患者在放疗后，伤口不易愈合，易形成放射性龋齿、牙龈红肿、牙槽溢脓等，放疗后 1 年内拔牙易诱发颌骨骨髓炎。

7. 与疾病相关的生活习惯　有无吸烟，饮酒等习惯。

二、口腔检查

（一）口腔一般检查

1. 口腔检查常用器械　检查盘，镊子，探针，口镜。

2. 检查内容

软组织检查：有无糜烂、红肿、窦道口、白色病损、水疱、脓肿等。

口腔卫生检查：菌斑、牙石及色素沉着。

牙周检查：牙龈是否充血、萎缩，牙周袋深度，牙齿松动度。

牙齿松动度检查：用镊子夹持前牙切嵴，或抵住后牙𬌗面窝沟轻轻向颊舌向或近远中向摇动。Ⅰ度松动：松动度在 1mm 以内，Ⅱ度松动：松动幅度在 1~2mm，Ⅲ度松动：大于 2mm。也可根据松动方向确定松动度，颊（唇）舌方向松动者为Ⅰ度，颊（唇）舌和近远中方向松动者为Ⅱ度，颊（唇）舌方向，近远中方向和垂直方向松动者为Ⅲ度。

牙体检查：龋坏，牙齿磨损，楔形缺损，牙体组织缺损，牙髓状况，根尖周状况。

修复检查：牙齿缺失状况，修复体状况，余留牙状况，牙槽嵴高度、宽度、口腔黏膜及软组织情况，唇、颊系带与缺牙的关系，邻间隙大小，殆龈距离等。

咬合检查：关节有无弹响，开口度，有无偏侧咀嚼，有无早接触点，是否深覆殆，咬合关系（Ⅰ、Ⅱ、Ⅲ类），牙齿排列是否拥挤或稀疏，牙间隙有无过宽，咬合曲线是否正常等。

3. 检查方法

叩诊：用口镜或镊子的柄端叩击邻牙和可疑牙，先叩正常对照邻牙，后叩患牙，叩诊阳性反映提示根尖区或牙周膜的病变状况。

扪诊：用手指扪及口内病变部位，如牙齿龈颊沟处检查有无根尖周脓肿，口内及口底黏膜处的肿物、斑状物、较深的溃疡等。

探诊：用探针探查龋坏部位和龋坏深度、龋坏处探诊是否疼痛、牙冠边缘密合程度、牙周袋深度、牙龈出血程度等。

咬诊：空咬法和咬棉卷法，可以检查单个牙齿咬合创伤和引发隐裂牙齿疼痛。

（二）口腔特殊检查

1. 敏感性测试 温度测试法是根据患牙对冷或热的反应来检查牙髓状态的一种诊断方法。热测的刺激源可以是热水、热牙胶或热金属器，但温度不可过高以免烫伤患者；冷测可用冷水或小冰棒。正常牙髓对 $20 \sim 50℃$ 的水一般无明显反应，所以低于 $10℃$ 才为冷刺激，高于 $60℃$ 才能为热刺激。

2. 电活力测试 通过电活力测试仪的电流刺激牙髓，与对照牙比较，判断受试牙牙髓状态。

3. 备洞试验 在未给局部麻醉的情况下，用钻头磨牙本质来判断牙髓活力，此办法较准确，但因破坏牙体组织，应作为最后的选择，可用于已有磨损的牙齿。

4. 局部麻醉 用来定位疼痛部位。

5. 活检、穿刺检查 采取手术切取或穿刺的方法取材于口腔组织，送病理检查。

6. 细菌涂片检查 将口内病变处的物质涂片或涂培养盘进行实验室检查，帮助诊断细菌感染。

7. X 线检查 有助于检查牙体病损、髓室形态、根管及根尖周情况、牙周膜间隙情况、牙槽骨吸收等情况，还可帮助埋伏牙、多生牙的诊断，颞下颌关节及口腔三大腺体的照影等。

8. 牙齿 CT 检查 牙齿 CT 检查可提供牙齿横切面影像，可用于帮助诊断根裂的位置；更准确地确定埋伏牙、多生牙的位置等。

（三）头颈部一般检查

1. 面颈部外观 首先是面颈部解剖形态是否正常，如面部器官是否对称，有无红肿、包块、面肌萎缩、外伤等。

2. 皮肤 皮肤颜色、温度是否正常，有无结节、糜烂、斑块、丘疹、水疱、出血、结痂等。

3. 口咽部及扁桃体 咽部有无充血，扁桃体有无红肿化脓。

4. 颞下颌关节 开闭口及侧颌运动是否自如，有无关节弹响、摩擦音等。

（四）系统一般检查

体温、脉搏、血压、全血液、尿液分析等。

三、诊断与鉴别诊断

准确诊断是成功治疗的根本前提，在临床经常可以见到以相同主诉或表征就诊的患者，但二者的诊断和治疗则可能截然不同，这就需要临床医师要详尽询问病史、仔细检查体征、合理运用辅助检查手段，甚至采用诊断性治疗措施，尽可能多地收集鉴别诊断所需要的各种信息，通过整理收集到的信息，对患者患病情况有了大体评估和了解，按照病变的部位及特点对疾病进行分类，并对各类疾病所面临的问题进行一一总结，将分类的疾病和所需要解决的或可能出现的问题归纳，最后进行综合评判，从而保证诊断和治疗的准确性。需要注意的是，大多数诊断都不是单一的，因为许多牙齿疾病都存在着互相关联的复杂问题，单一的诊断则不大可能给出正确的治疗方案。

以下就以牙痛、牙松动、瘘管 / 窦道等常见口腔疾病表征为线索，阐述相关的鉴别诊断要点。

（一）牙痛表征的口腔常见疾病鉴别

疼痛性质及检查重点	诊断	操作要点
冷、热刺激痛，刺激去除后疼痛立即消失，无自发痛史，无叩痛	1. 深龋（可见达牙本质深层的龋坏） 2. 牙本质过敏（可见暴露了牙本质的中度磨损或楔形缺损）	尽量为患者保留活髓，操作过程要尽量避免反复刺激牙髓，增加治疗成功的概率
冷、热刺激痛，刺激去除后疼痛持续 10 秒以内，无自发痛史，无叩痛	可复性牙髓炎	可实施实验性保存活髓治疗或盖髓治疗，但要向患者交代清楚可能的预后

续表

疼痛性质及检查重点	诊断	操作要点
自发性、阵发性、放散性疼痛，疼痛不能定位，冷热刺激加重疼痛，刺激去除后疼痛持续 10 秒以上，夜间比白天重，可有叩痛	1. 急性牙髓炎 2. 慢性牙髓炎急性发作	牙髓可仍为活髓治疗中需予以完善的局部麻醉
自发性、阵发性、放散性疼痛，疼痛不能定位，冷刺激缓解疼痛	急性化脓性牙髓炎	冠髓及部分根髓已坏死，孕妇等不能接受麻醉的患者在这种情况下开髓可不实施局部麻醉
长时间遇冷热刺激疼痛、进食痛或定时的自发性钝痛，可有自发性牙痛史，可有叩痛	1. 慢性牙髓炎（可见深龋或充填体） 2. 逆行性牙髓炎（可见深牙周袋、患牙松动，此时侧叩疼痛明显）	逆行性牙髓炎时需要牙髓牙周联合治疗
咬物及对𬌗时患牙酸胀痛，可有冷刺激敏感	1. 创伤性根尖周炎（患牙有近期牙体治疗史、修复体基牙史或正畸加力史） 2. 牙外伤（近期有牙外伤史，或可见冠折及 X 线片上的根折）	治疗过程中患牙需适当降𬌗以减少咬合创伤

14

疼痛性质及检查重点	诊断	操作要点
自发性、持续性、可定位性疼痛，患牙伸长感，咬合痛（初期时可有紧咬舒服感），叩痛，电活力测试阴性	1. 急性根尖周炎（浆液性） 2. 慢性根尖周炎急性发作（X 线片可见根尖周透射区）	治疗过程中需患牙适当降殆以减少受力，促进根尖区愈合
自发性、持续性胀或跳痛，不能咬合，患牙叩痛明显	1. 急性牙槽脓肿（相应面部肿胀，牙龈黏膜移行沟变浅，有自发痛史或不完全牙髓治疗史） 2. 急性牙周脓肿（可见单个或多个牙有深牙周袋，牙齿松动，肿胀限于牙周袋壁，有牙龈反复肿痛史，一般无面部肿胀）	除根管引流外，还需局部牙龈切开引流（触及波动感），并需配合全身抗炎治疗。牙周脓肿需要配合牙周手术治疗
自发性持续性牙痛，放散至耳颞部，伴有颌骨剧痛或发热、下唇麻木、全身不适	颌骨骨髓炎（口内有根尖周病患牙，多个牙有叩痛、松动、龈沟溢脓及口臭）	全身中毒症状明显，需系统性抗炎治疗
自发性持续性疼痛，无冷热刺激痛及夜间痛	1. 智齿冠周炎（第三磨牙冠周龈瓣红肿压痛，可有脓肿形成及开口受限） 2. 干槽症（有 2～3 天前拔牙史，拔牙窝内空虚，恶臭，邻牙可有叩痛但无牙体牙周疾病）	相应局部及全身抗炎治疗可明显见效

疼痛性质及检查重点	诊断	操作要点
自发性、可定位性胀痛，有时有冷热刺激症状，有食物嵌塞史	牙龈乳头炎（可有邻面龋或不良修复体，邻接关系异常）	患牙还常可见局部深牙周袋等牙周症状，需配合牙周治疗、牙体治疗及修复治疗

（二）牙痛与其他口颌面痛的鉴别

病名	鉴别要点	辅助鉴别点
三叉神经痛	1. 排除明显牙体牙周疾病或患牙经相应治疗后疼痛依然存在且性质并无改变 2. 疼痛性质为针刺、电击、撕裂样，疼痛时间仅持续几秒钟至 1~2 分钟 3. 有明显的扳机点触发疼痛 4. 无冷热刺激痛及夜间痛	疼痛不发作时没有任何异常症状，发作时则表现木呆不敢动或不停地用手揉搓面部
咀嚼肌肌筋膜痛	1. 局限性、钝性口颌肌区疼痛，可有局部肌肉的明显触痛点，在一天中逐渐加重，疼痛随下颌运动而加重 2. 可出现下颌运动受限及开口型偏向患侧 3. 可伴有耳鸣、眩晕、头痛、牙痛等症状 4. 可有扳机点，但疼痛性质与三叉神经痛截然不同，可借以鉴别。局部扳机点喷雾或注射可缓解疼痛，可借助此点与紧张性头痛鉴别	往往有近期外伤、开口过大、大张口时间过长史或不良修复体、咬合重建等治疗史
颞下颌关节紊乱病	1. 关节区弥散性的钝痛，随下颌功能活动的增强而加重，强迫性的开口运动也会加重疼痛，可借此与牙痛相鉴别 2. 常伴有关节区压痛、开口型异常及关节弹响	颞下颌关节区的触诊及 X 线检查可帮助确诊

（三）牙松动表征的口腔常见疾病鉴别

病名	鉴别要点	辅助鉴别点
急性根尖周炎	1. 单个牙松动，患牙叩痛明显，伸长感 2. 可有根尖部牙龈和颊沟红肿，并触及波动感	慢性根尖周炎急性发作还可见 X 线片的根尖病变阴影
创伤性根尖周炎	1. 单个牙或少数牙松动，咬合痛或仅表现为咬合不适 2. 牙齿松动度与牙槽骨高度不一致 3. X 线检查见牙周膜间隙增宽或牙槽骨垂直吸收	患牙有近期牙体治疗史、修复体基牙史或正畸加力史
牙周炎	1. 单个或多个牙松动，松动时间可较长，渐进性加重 2. 牙龈局部菌斑牙石沉积较多，有深牙周袋和附着丧失 3. X 线检查见牙槽骨高度降低	注意询问全身健康状况，或可伴有糖尿病、心血管病等全身疾病
牙外伤	1. 单个或多个牙松动，伴外伤史 2. 可伴发牙折、牙移位及牙龈或黏膜的撕裂	严格遵循外伤脱位牙的检查与治疗原则；注意全身状况的问诊与检查
颌骨骨髓炎	1. 多个牙迅速松动 2. 局部表现为广泛的蜂窝织炎 3. 可伴颌骨剧痛或发热、下唇麻木、全身不适	往往有局部反复根管治疗或不规范抗菌药物治疗史
颌骨囊肿	1. 多个牙渐进性松动，还可伴有牙移位 2. 颌骨膨隆，可有兵乓球感 3. X 线片可见颌骨囊性低密度影，有骨白线	可有牙齿反复肿痛史或拔牙创不愈及分泌物溢出

续表

病名	鉴别要点	辅助鉴别点
颌骨肿瘤	1. 一个或多个牙异常松动移位，无明显牙周炎症 2. 颌骨膨隆，X线检查可见肿瘤的相应改变	颌骨下缘触诊及放射线检查可与颌骨囊肿鉴别
牙齿早萌	1. 新萌出的恒牙松动，萌出时间早于应萌出的年龄 2. X线片示牙根形成 1/3	应注意与滞留乳牙相鉴别

（四）瘘管／窦道表征的口腔常见疾病鉴别

局部表征	鉴别要点	病名
黏膜上常见的瘘管与窦道	病灶牙颊侧或腭侧黏膜的小溃疡或白色丘疹	1. 脓肿形成后疼痛剧烈，当脓肿破溃、形成窦道时疼痛突然减轻或消失；病灶牙叩痛；牙髓电活力阴性；X片示根尖区低密影，边缘不清；诊断丝直指透射区	1. 慢性根尖周炎
		2. 单个牙或多个牙有深牙周袋、有松动度；X线片示病灶牙局部牙槽骨吸收、根尖周有透射区，诊断丝通向该区	2. 牙周牙髓联合病变
	脓液较多且有新生肉芽的窦道口	1. 探针从窦道口探入可触及粗糙骨面；有时可见死骨从窦道口排出；X片示颌骨局部密度减低影像，边缘不整齐，或可表现为密度减低与密度增高的混合性影像	1. 慢性化脓性颌骨骨髓炎
		2. 窦道口肉芽组织不多；伤口持续性剧痛；大剂量放射线治疗史；相应区域皮肤色素沉着	2. 放射性颌骨骨髓炎

	局部表征	鉴别要点	病名
黏膜上常见的瘘管与窦道	分泌蛋清样黏液且反复破溃的窦道口	1. 位于口底的蓝色外生性肿块，质软，有波动感 2. 位于下唇、舌腹或口底的蓝色外生性肿块	1. 舌下腺囊肿 2. 黏液腺囊肿
	挤压后可见脓液及乳酪样物质溢出的窦道口	颌骨局部吸收变薄，触诊有乒乓球样感觉；X线片示界限清楚的颌骨局部密度减低影像；破溃处为颌骨最肿胀的部位	颌骨囊肿
皮肤上常见的瘘管与窦道	分泌脓液且有时可见死骨碎屑排出的皮肤窦道口	1. 颏部皮肤（下切牙来源）、鼻唇沟皮肤（上颌尖牙与前磨牙来源）、下颌骨下缘附近皮肤（下颌磨牙来源）的脓肿；X线片示根尖部有密度减低影像	1. 慢性牙槽脓肿
		2. 颊部、颌下、下颌角处的皮肤窦道口；X线片示不规则的密度减低区或见有死骨影像	2. 慢性颌骨骨髓炎
	挤压唾液腺可见混杂有涎液的脓液分泌的皮肤窦道口	唾液腺区肿痛，进食时疼痛加剧，涎腺造影见主导管呈腊肠状、腺泡成雪花状改变	涎腺化脓性感染
	位于舌盲孔至胸骨切迹之间的颈正中皮肤瘘口	内口位于舌盲孔；外口随吞咽上下移动	甲状舌管瘘

续表

局部表征	鉴别要点	病名
皮肤上常见的瘘管与窦道 位于胸锁乳突肌前下缘、胸锁关节上方的皮肤瘘口	内口位于扁桃体窝上方的黏膜；瘘口常有少量黏性分泌物流出	第二鳃裂瘘
位于腮腺或颊部的排出清亮液体的皮肤瘘口	有颌面手术、炎症或外伤史；分泌物排出量与饮食有关；造影显示导管系统完好或造影剂外溢	涎瘘

四、整体治疗计划制定

制定综合诊疗计划并不是一个简单的过程，而是在多种诊断的基础上，医生针对每个问题制定出合适的治疗方案，然后再把这些治疗方案进行合理排序，最后按步骤进行治疗。

（一）遵循的原则

1. 提出合理诊疗顺序　安排合理的治疗步骤基于两个主要的标准：达到治疗目的的紧迫性和有效性。最初的治疗顺序常常是由患者感觉的紧急性、临床的紧急需要或临床实际所决定的；其可能一致也可能不一致。基于紧急需要的治疗是个很大的问题，是考虑患者的当前需要。基于有效性的治疗更普遍的是为了达到治疗目标。

2. 优先考虑紧急情况　患者最紧急、最明显的感觉就是疼痛或不适，这也是促使患者寻求治疗的主要原因，缓解或消除患者疼痛或不适是治疗的主要任务。即使有更严重的问题存在，但无临床症状时，也是要先处理紧急情况的。所以，除了那些对患者的健康造成威胁的问题之外，应当首先考虑患者的急症。

3. 预防性处理致病因素 这是指那些虽然无症状，但是有急性发作可能的牙齿状况。这一方面的临床紧急治疗包括病变已经涉及根尖的死髓牙，拔除没希望保留的牙（龋齿、牙周病、严重错位的牙），以及有时拔除部分萌出但无症状的第三磨牙（可能发生冠周炎）等等。很多情况下患者知道无症状的问题牙，但是他们选择等到症状出现了再治疗，这时候就需要医生去向患者去解释这种潜在病变的危害性，与患者沟通，做好预防性处理致病因素的工作。

4. 保持良好医患联系 保持良好的医患联系是成功治疗口腔疾病的一个重要因素，对于需要长期多次复诊的疾病来说，医患之间保持有效的联系，对治疗结果有决定性的影响。

（二）牙科整体诊疗计划制定中需要注意的问题

1. 为患者制定牙科整体诊疗计划过程中，要综合患者口腔及全身检查的具体情况，考虑患者口腔健康认知水平及需求，结合患者的时间和经济能力，为患者制定切实可行的诊疗计划。

2. 为患者科学地安排就诊次序和时间，并向患者说明诊疗计划的可行性和必要性，使患者享有高效、经济的诊疗过程。

3. 在患者理解的基础上，医生对所有的口腔疾病进行彻底诊疗，达到健康、功能、美观并存的诊疗结果。

4. 医生教给患者科学的口腔保健方法，使患者认识到口腔疾病的治疗分三个阶段——诊断、治疗和维护。合理安排复诊检查时间，做到定期维护，可以长期维持诊疗结果，使患者摆脱牙病困扰。

五、病 历 书 写

（一）病历书写内容

1. 患者一般情况　内容包括姓名、性别、年龄、民族、婚姻状况、出生地、职业、入院日期、记录日期。

2. 主诉　是指患者就诊的主要症状（或体征）及持续时间。

3. 现病史　是指患者本次疾病的发生、演变、诊疗等方面的详细情况，应当按时间顺序书写（同询问现病史）。

4. 既往史　口腔病史和系统病史（同询问既往史）。

5. 口腔一般检查。

6. 辅助特殊检查　如 X 线检查，CT 检查等。

7. 大体检查　体温、脉搏、血压、全血液、尿液分析（若无特殊可省略）。

8. 明确诊断或提出可能的诊断。

9. 制定近期和长期治疗计划。

10. 记录治疗实施情况。

11. 医嘱注意事项。

（二）病历规范化书写举例

采集病史和进行口腔检查后，对口腔情况应做一个系统的描述，一般从口外至口内来描写，然后列出牙列式，再对牙周情况、牙体情况、咬合情况进行详细的描述，最后给出全面诊断，制定整体治疗计划。治疗计划可分为两步，第一步为当前要执行的治疗计划，第二步为长期治疗计划。列举标准化初诊和复诊病历的格式。

1. 初诊病历

患者的一般情况和就诊时间（省略）。

主诉：左侧下颌牙齿疼痛两天。

现病史：3 周前左侧下牙补料脱落，常有阵发性疼痛，未治疗，两天前开始抽痛，放散到整个左下颌及耳部，不能咀嚼，遂来就诊。

既往史：既往体健，无药物过敏史，恐惧针刺，曾晕针。

检查：左侧面颊红肿，有触痛，左侧颌下淋巴结肿大，张口略有受限。牙列式 18–28，38–48。口内 38 牙周黏膜充血、水肿，牙周袋中有脓液溢出。38 近中阻生，36 𬌗面补料脱落，大面积龋坏，牙体缺损，无探痛，叩痛阳性。余牙健康，牙周组织正常。口腔卫生牙石 ++，色素 ++，牙龈色泽正常。Ⅰ 类咬合，36 牙早接触。

辅助检查：X 线：36 根尖周膜间隙增宽，38 单根，近中水平阻生。

系统检查：体温：38℃；血常规：白细胞 1 万。

诊断：38 冠周炎

　　　　36 急性根尖周炎

当前治疗计划：

（1）38 牙冠周冲洗，上药。

（2）36 牙根管清扩，冲洗，开放。

（3）口服抗生素。

长期治疗计划：

（1）口腔卫生宣教，定期洁牙计划。

（2）36 牙根管治疗（RCT），择期桩核冠修复。

（3）拔除 38 牙。

处理：

（1）38 牙冠周双氧水冲洗，上碘合剂，甲硝唑和红霉素药膜。

（2）36牙用扩孔钻依次清扩根管，根管扩至40#，3个根管，远中根工作长度为18mm，近中颊、舌根工作长度为17mm，双氧水冲洗，髓室内放置碘酊棉球，降殆，三天后复诊（医嘱）。

（3）口服抗生素：处方见标准处方。

2. 复诊病历

就诊时间（省略）。

主诉与病史：上次治疗后，左下后牙疼痛消失，近日无明显不适。

检查：38牙冠周牙龈水肿消失，牙龈色泽正常。36牙叩诊略有轻微不适。

处理：36牙去除碘酊棉球，根管清扩，双氧水冲洗，隔湿，干燥根管，封木榴油，一周后复诊（医嘱）。

注：本书中牙位记录方法采用国际牙科联合会系统。

恒牙编号：

18	17	16	15	14	13	12	11	21	22	23	24	25	26	27	28
48	47	46	45	44	43	42	41	31	32	33	34	35	36	37	38

乳牙编号：

55	54	53	52	51	61	62	63	64	65
85	84	83	82	81	71	72	73	74	75

第三章

口腔操作的正确体位

正确的操作体位能帮助医生免除疲劳，避免肌肉劳损、颈椎疼痛等职业病的发生。目前国际上普遍采用四手操作的操作体位，即对患者的治疗过程中，每位医生配有一位助手，四手操作可以提高工作效率，缩短临床操作时间，减少操作中医生的疲劳，提高医疗质量，四手操作采用的体位如下：

一、患者推荐体位

仰卧位　患者通常采用仰卧位（图3-1-1），患者平躺在牙椅上，椅背与地面平行，患者的头、颈与身体成一直线，头顶与牙椅的头枕上端平齐。上颌牙治疗时，椅背与地面基本平行。下颌牙治疗时，椅背稍作升高。但要特别注意这种位置操作时，一些小的器械易从术者手中滑脱至患者口中，被吞入消化道或落入呼吸道中，因此要注意保护患者，建议使用橡皮障，避免发生意外。

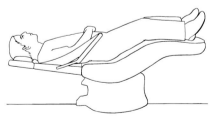

图3-1-1　患者仰卧位

二、医生推荐体位

医生基本姿势位（图3-2-1）：是牙医在工作时较理想的体位，此时医生上身与地面垂直，身体重量均匀平衡地坐在椅位上，髋关节90°弯曲，大腿部与地面平行，上肢上臂与地面垂直，前臂与地面平行，坐的高度应该是让脚跟平踩在地板上。

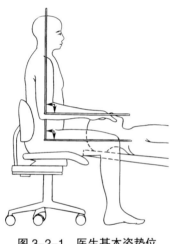

头颈位置：活动范围倾斜度最好在0～15°之间。

背部位置：活动范围倾斜度最好在0～25°之间。

肩的位置：两肩最好保持水平，避免一肩高或一肩低。

上臂位置：上臂自然下垂与躯干平行，肘关节轻微离开躯体，最大角度最好不超过20°。

前臂位置：与地面平行，可抬高或降低，前臂与上臂的夹角最好大于60度。

图3-2-1　医生基本姿势位

三、医生和患者的相对位置

当医生调好自己的椅位后，可将患者的椅位按上述位置调好，使患者的头部鼻尖位于医生腰水平面下，使得医生的肘关节正好呈90°角，手指正好够到患者牙齿。患者头顶正上方位为12点，患者头右侧下方为8点，根据操作时的需要，医生椅位可在8、9、10、11、12点位内移动（图3-3-1），患者头可做轻微的前后左右上下转动。

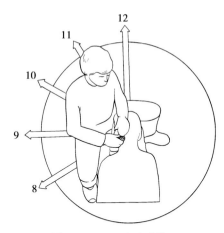

图 3-3-1 医生移动范围

四、医生的位置与视野范围

医生 8～9 点位：患者头轻微转向医生，医生此时可看见下颌前牙和上颌前牙的唇面。

医生 12 点位：患者头轻微向下或向上转动，医生此时可看见下颌前牙和上颌前牙舌面（借助口镜）。

医生 9 点位：患者头轻微转离医生，医生此时可看见同侧下颌后牙和上颌后牙面颊面，对侧下颌后牙和上颌后牙舌面。

医生 10～11 点位：患者头轻微转向医生，医生此时可看见对侧下颌后牙和上颌后牙面颊面，同侧下颌后牙和上颌后牙舌面。

五、设备相对位置

牙椅的工作灯离患者的脸尽可能远，但必须在医生能方便调节的距离内，做下颌治疗时，灯在患者的头顶，灯光直接照进患者的口内；做上颌牙操作时，光线稍微倾斜照入患者口内。牙椅所配的操作台应在随手能拿到器械的范围内，台面上的所有物品都应在医生的视野内（图 3-5-1）。

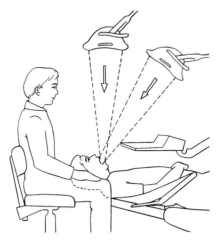

图 3-5-1 牙椅灯、操作台与医生的相对位置

第四章

牙体牙髓病治疗

一、充 填 术

充填术是指去净龋坏组织，按窝洞的设计及制备原则，将牙体的缺损部分制备成一定的洞形，用合适的材料充填窝洞，以恢复牙齿的形态和功能。

（一）光固化复合树脂粘接修复技术

【概述】

光固化复合树脂由于色泽亮丽美观，具有粘接性强、不磨牙或少磨牙、强度较好等优点，目前已被口腔临床广泛应用。

【适应证】

1. 前后牙各类洞的牙体修复（不同类型的修复需要不同类型的复合树脂）。

2. 前牙冠折再接或修复。

3. 冠修复前的牙体充填（桩核成形）。

4. 形态或颜色异常的牙齿美容修复。

【禁忌证】

1. 对树脂成分过敏。

2. 夜磨牙症。

3. 无法取得良好隔湿环境。

4. 不良咬合关系，如对刃𬌗、反𬌗、紧咬𬌗等。

5. 不能配合的患者。

【所需器材】

1. 检查盘、口镜、探针、镊子。

2. 所需器材 树脂比色板、快机、快机球钻或裂钻、火焰状金刚砂车针、抛光车针、慢机、慢机球钻、刮匙、充填器或树脂塑形器、聚酯薄膜／邻面成形片、楔子、光固化灯。

3. 垫底和充填材料 窝洞垫底材料、光固化树脂及配套的酸蚀剂和粘接系统、光固化树脂。

4. 调殆和抛光材料 邻面抛光砂条（或树脂抛光套装）、抛光膏、咬合纸等。

【操作步骤】（以Ⅰ类洞树脂充填术为例）

1. 判定牙髓状态 根据患牙对刺激的敏感程度判定是否给予麻醉（局部麻醉），以及确定垫底材料。若患者拒绝麻醉，要告知患者术中牙齿有可能疼痛。

2. 比色 关闭照明灯，在自然光线下利用树脂比色板与患牙完整部位或与邻牙进行比色。

3. 确定牙齿咬合点 在牙体制备前，用咬合纸标记咬合接触点，牙体制备过程中最好将它保留；若咬合接触点位于病损区，不能保留，就将它适当扩大范围，总之，不要将咬合点放在补料和牙体组织结合处（图4-1-1）。

4. 设计洞形 对于树脂修复，不要求制备标准的洞形，一般以去净龋坏后所形成的自然洞形便可，尽可能地保留牙体组织。

5. 开辟通路 用快机小球钻或裂钻获得进入通道，建立的通道要求器械能进入，

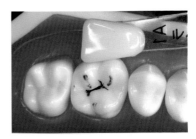

图4-1-1 比色、确定牙齿咬合点

视野良好，无悬空釉柱。

6. 去龋备洞　用慢机球钻或刮匙去龋，在此过程中用探针反复检查牙本质硬度是非常重要的（用刮匙刮至坚硬牙本质，必要时配合龋蚀检知液染色观察），窝洞底不必修平，形成的自然窝洞形态即可，各线角要圆钝以降低应力。

7. 制备洞缘斜面　金刚砂沿洞缘制备 1～3mm 的斜面，斜面与牙长轴呈 45°。

8. 隔湿　橡皮障隔湿，见橡皮障的使用，无橡皮障情况下可用棉条隔湿。

9. 垫底　擦干牙面，根据牙髓敏感程度选择垫底材料，通常牙髓敏感的患者选用羧酸锌水门汀或玻璃离子水门汀垫底，对于牙髓不敏感患者或是洞底距髓腔较远者，可用磷酸锌水门汀直接垫底，垫底厚度约为 1mm（图 4-1-2）。

10. 酸蚀　冲洗并吹干窝洞，酸蚀洞壁（不要刺激洞底），酸蚀时间严格按酸蚀剂商品使用说明，（一般釉质 30 秒，牙本质 15 秒，氟斑牙时间延长至 1 分钟，勿涂于牙龈上）用清水彻底冲洗干净，吸唾器吸水，用棉球擦干、干燥（勿用气枪吹）。

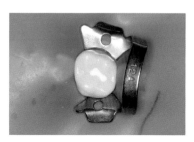

图 4-1-2　橡皮障隔湿、垫底

11. 涂粘接剂　用小毛刷蘸粘接剂均匀涂布整个洞壁，静候 20 秒待粘接剂均匀渗入牙体组织，气枪轻吹使薄层均匀分布，光照 10 秒。

12. 树脂充填　选与邻牙相近颜色的树脂进行充填，要求树脂与洞壁密切接触，不能有空隙和气泡，首先逐层充填邻面，然后再充填殆面，第一层树脂厚度要 <1mm，以后每层厚度 <2mm，用树脂充填器修整殆面形态，分层光照，光照固化时间为 40～60 秒，此步按商品说明操作（图 4-1-3～4-1-5）。

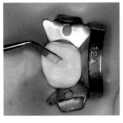 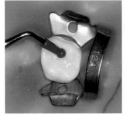 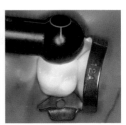

图 4-1-3　第一层树脂　　图 4-1-4　树脂充填器　　图 4-1-5　光固化
　　厚度 <1mm　　　　　修整殆面形态　　　　　40～60 秒

13. 检查咬合　检查咬合，调殆，修整殆面形态（图 4-1-6）。

14. 抛光　用抛光车针抛光充填物；将相关封闭剂涂在树脂充填物上及边缘处（图 4-1-7）。

15. 医嘱　嘱患者术后 24 小时之内勿用患侧咀嚼。

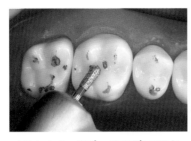 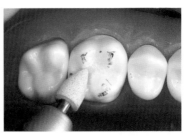

图 4-1-6　调殆、修整殆面形态　　图 4-1-7　抛光车针抛光充填物
（殆面树脂充填物上可见两处蓝色
　　咬合高点）

【各类洞操作特点】

除上述的常规操作步骤外，Ⅰ、Ⅱ、Ⅲ、Ⅳ、Ⅴ类洞各自的操作特点归纳如下：

1. Ⅰ类洞制备

（1）用快机小球钻从洞口钻磨去龋，钻头方向与牙体长轴一致，沿点隙、沟裂方向扩展，避开牙尖、边缘嵴。

（2）𬌗面有多处龋坏时可制成单独的窝洞，不必将窝洞连成一体，以去除龋坏组织为限，不必做过多的预防性扩展。

（3）深窝洞要注意保护牙髓，近髓角的髓腔内龋坏要最后去除，不必强调底平壁直，洞较深时可做凹底以避开髓角。

2. Ⅱ类洞制备

（1）用快机小球钻从牙𬌗面边缘嵴处钻磨，向颊、舌向扩展磨去边缘嵴。

（2）用小裂钻对准邻面釉牙本质界稍偏向牙本质层向龈端钻磨，龈壁在龈上1mm处，宽度为1~1.5mm，宽度大于2mm轴壁应垫底。颊、舌壁稍向外敞（颈方>𬌗方）（图4-1-8）。

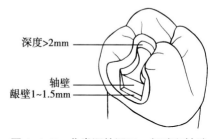

深度>2mm

轴壁

龈壁1~1.5mm

图4-1-8　Ⅱ类洞的洞深、龈壁和轴壁

（3）用裂钻沿𬌗面原有洞的深度，沿点、隙、沟裂扩展到中央窝，形成鸠尾，鸠尾位于髓壁上方，宽度为颊舌尖的1/4~1/3，深度>2mm（图4-1-9）。

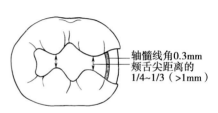

轴髓线角0.3mm
颊舌尖距离的
1/4~1/3（>1mm）

图4-1-9　Ⅱ类洞𬌗面鸠尾形态

（4）放置成形夹，用楔子弹性分离邻牙，树脂充填，光固化后拆除成形夹和楔子，恢复牙齿间的邻接关系，邻面洞龈缘与邻牙间应至少有 0.5mm 宽的清洁区，便于清洁（图4-1-10、4-1-11）。

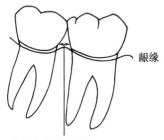

龈缘

龈缘上方邻牙间隙>0.5mm

图 4-1-10　邻面洞龈缘与
邻牙间清洁区

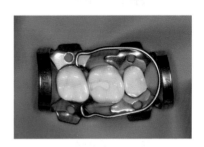

图 4-1-11　Ⅱ类洞放置橡皮障
和成形夹

3. Ⅲ类洞制备

（1）用小球钻从舌面近龋洞龈缘处进入，钻头与舌面垂直而与邻面平行，直达龋坏部位，去净龋坏组织，尽量保留唇侧的无基釉（图4-1-12）。

（2）邻面部分制备完成后，用裂钻向舌面扩展，去净龋坏组织。

4. Ⅳ类洞制备

尽可能少去除牙体组织，但要将软化的牙本质去净，舌侧适当地制作鸠尾形，洞缘釉质面做斜面，以增加粘接面积，用聚酯薄膜／邻面成形片分隔邻牙。

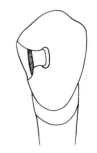

图 4-1-12　Ⅲ类
洞洞形

5. Ⅴ类洞制备

（1）缺损位于龈下或平龈需要排龈，位于龈上的则不用。

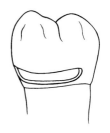

图 4-1-13　Ⅴ类洞洞形

（2）位于釉质层的Ⅴ类洞只需用细金刚砂预备连续一致的洞缘斜面；深达牙本质层的缺损，需用小裂钻制备洞形，洞底与牙面相应弧度一致，近远中壁略向外敞（图 4-1-13）。

【光固化复合树脂粘接修复失败原因分析】

1. 树脂充填后敏感或疼痛　①对牙髓状况判断不明；②垫底不完善或未使用垫底材料；③酸蚀时间过长；④咬合高点。

2. 树脂脱落　①隔湿不完善，唾液或龈沟夜污染；②固化不完善，未采取分层固化或一次充填的树脂厚度 >2mm；③充填方法不当，充填过程中产生气泡；未按照三角堆积逐层充填的方法，邻面殆面未分开充填。

3. 边缘微渗漏　①龋坏未去净；②存在无基釉。

（二）银汞充填术

【概述】

银汞合金是一种历史悠久的牙科充填材料，理化性能稳定，具有足够的强度和硬度，能负担咀嚼压力，不易折断、磨损和变形，操作方法简便。目前，尽管用于充填的材料甚多，但对于后牙的充填，尤其是咬合力较大的洞形，银汞合金仍然常用。

【适应证】

1. 后牙Ⅰ类洞、Ⅱ类洞的充填。

2. 后牙Ⅴ类洞，特别是可摘局部义齿基牙的修复。

3. 冠修复前的牙体充填及制作桩核冠的桩核（银汞核）。

4. 根管倒充填术、髓腔壁穿孔（牙槽嵴水平以上）修补术。

5. 上前牙腭面窝沟的龋损。

【禁忌证】

1. 对银汞合金过敏的患者。

2. 对美观要求较高的患者。

3. 对颌有其他金属充填物或金属修复体（微电流效应）。

【所需器材】

1. 检查盘、口镜、探针、镊子。

2. 所需器材　快机、快机球钻、快机倒锥钻、慢机、慢机球钻、刮匙、银汞充填器、磨光器、刻形器、成形器械、咬合纸。

3. 充填材料　窝洞垫底材料、银汞胶囊。

【操作步骤】

第 1 步至第 5 步同树脂充填术。

6. 去龋备洞　用慢机大球钻或刮匙去龋，在此过程中用探针反复检查牙本质硬度是非常重要的（必要时配合龋蚀检知液染色观察），窝洞底尽量平整，各线角要圆钝以降低应力，倒锥钻预备倒凹增加固位。

7. 垫底　根据窝洞情况确定是否进行垫底以及选择基底材料。隔湿并干燥牙面，羧酸锌水门汀、磷酸锌水门汀或玻璃离子水门汀进行垫底，厚度约为 1mm。

8. 银汞合金的调制　根据窝洞大小选择银汞胶囊的大小，放入调制机中调制，调制完成后将银汞合金置于一绸布或橡皮障中揉搓，使成一光亮而柔软的团块，揉搓时有捻发音，即可用于充填。

9. 银汞合金的充填　以少量多次、层层加压的方式充填，挤出余汞。先用小头的充填器充填点、线角、浅凹与复面洞的阶部等不易充填的部位，使之与洞壁保持密合。充填时的施力方向应与洞底垂直，并尽可能靠近洞壁，先将紧贴洞壁部分压紧，然后逐渐移向中央。充填要在研磨完成后 3~4 分钟内完成。𬌗面洞：直接充填。邻𬌗洞：放置成形片，必要时使用楔子，先充填邻面，再充填𬌗面。

10. 调𬌗　让患者轻咬合以确定咬合高点，去除多余银汞合金。

11. 磨光　用磨光器自中央窝部位开始，一面加压，一面即同时制作𬌗面窝沟与牙尖斜坡，使修复体于大致成形的同时，将银汞合金向两侧挤压，增加与窝洞内壁的紧贴。

12. 刻形　雕刻方向紧贴牙面，从邻面边缘向中心雕刻，用刻形器刮除银汞合金覆盖在窝洞、釉质交界面上的飞边，恢复牙尖斜面、边缘嵴等牙面生理形态。

13. 抛光　充填完成后 24~48 小时后用细砂精修钻进行抛光。

14. 医嘱　嘱患者术后 2 小时之内勿进食，24 小时勿用患侧咀嚼。

【失败原因分析】

1. 充填后敏感或疼痛　①对牙髓状况判断不明；②垫底不完善或未使用垫底材料；③咬合高点或悬突。

2. 脱落　①隔湿不完善，唾液或龈沟液污染；②忽略了窝洞的固位形；③银汞调制和充填方法不当。

3. 边缘微渗漏或继发龋　①龋坏未去净；②洞缘有无基釉质。

附：成形夹和楔子的使用

1. 成形夹的使用　成形片作为人工的假壁，代替失去的侧壁，便于充填材料的加压，邻面生理外形的形成和邻牙接触关系的建立（图4-1-11）。

（1）选择合适的成形片，树脂充填使用的成形片较薄，配有专用的套装，银汞充填使用常规成形片，用成形夹将成形片固定于患牙上。

（2）成形片凸出的一边向龈方，龈端应位于窝洞龈壁的根方，且超过龈壁至少1mm，使龈壁位于成形片以内。

（3）成形片的牙𬌗方边缘应略高于𬌗面，便于充填体边缘嵴的成形。

2. 楔子的使用　成形片与牙面有缝隙应使用楔子，防止悬突形成。

（1）选择大小，形态合适的楔子（常规洞形选择圆形楔子，龈壁靠近牙龈的洞形选择三角形的楔子），从外展隙大的一侧插入。插时稍用力，要有一定的分牙作用，以补偿成形片的厚度，使去除成形片后的充填体恰好与邻牙接触上。

（2）楔子的插入位置应恰当，过高会使成形片变形，过低则使成形片不能紧贴龈缘，充填材料时会推移成形片而造成充填体悬突，此时可在其上再塞上一个小楔子。

（3）有些牙齿邻面接触点以下存在延伸至牙根的凹槽，其窝洞的龈壁也会出现相似的凹形，此时可在已插入的楔子和成形片之间再插入一个𬌗龈向的楔子，使成形片紧贴凹面。

二、盖　髓　术

【概述】

盖髓术是保存全部活髓的治疗方法，分为间接盖髓术和直接盖髓术，对根尖尚未发育完成的年轻恒牙尤为适用。

【适应证】

1. 间接盖髓术　牙体缺损累及牙本质深层但尚未露髓的患牙，如深龋、重度楔状缺损、牙冠折、初期闭锁性牙髓炎、症状轻微的急性牙髓炎等。

2. 直接盖髓术　牙折及制备洞形时意外所致的新鲜露髓，牙髓暴露直径不超过 0.5mm。

【禁忌证】

龋源性露髓。

【所需器材】

1. 检查盘、口镜、探针、镊子。

2. 局麻药品、注射器、碘酊棉球。

3. 快机、快机球钻、慢机、慢机球钻、刮匙、橡皮障或棉卷、水门汀充填器。

4. 氢氧化钙糊剂、玻璃离子水门汀套装、氧化锌粉、丁香油酚。

【操作步骤】

1. 局部麻醉。

2. 去龋制洞　用快机球钻去除牙本质中层以上的龋坏组织，用慢机大球钻或刮匙去除近髓的龋坏组织，在此过程中用探针反复检查牙本质硬度（必要时配合龋蚀检知液染色观察），窝洞底不必修平，以免穿髓，球钻去龋时形成的自然窝洞形态便可，各线角要圆钝以降低应力。

3. 隔湿、干燥　上橡皮障，无橡皮障时棉条隔湿，气枪吹干窝洞。

4. 放置氢氧化钙糊剂　用探针蘸取适量氢氧化钙糊剂涂布于近髓 / 露髓点处，覆盖范围超出近髓 / 露髓点处约 1mm，厚度约 0.5mm，避免糊剂粘在洞壁的其他位置。

5. 垫底　玻璃离子水门汀垫底，厚度约 1mm。

6. 暂封　用水门汀充填器取适量氧化锌丁香油水门汀暂封窝洞。

7. 去橡皮障。

8. 调𬌗　检查咬合。

9. 医嘱　嘱患者 15 日后复诊，诊间勿用患侧咀嚼，严密观察患牙，如存在持续冷热刺激痛或出现剧烈自发痛及咬合痛则及时复诊行去髓术。

【失败原因分析】

治疗失败主要表现为术后疼痛：常因诊断错误导致，如将慢性牙髓炎、牙髓坏死或慢性根尖周炎误诊为牙髓轻度炎症，如进行盖髓术治疗后都有可能出现疼痛，或疼痛加剧，应该对患牙进行去髓术治疗；另外，如未去净龋坏，将导致牙髓继发感染，引起牙髓炎，出现疼痛症状，应该对患牙进行去髓术治疗；如牙髓暴露直径超过 0.5mm，需行去髓术治疗。

三、干　髓　术

【概述】

干髓术是用药物使牙髓失活后，切除冠髓，在根管口已失活根髓表面上覆盖干髓剂，使根髓干尸化的治疗方法。

【适应证】

冠髓未全部坏死的各种后牙牙髓病，因远期疗效欠佳，目前主要用于因各种原因造成的难以完成去髓术或根管治疗术的后牙。

【禁忌证】

根尖尚未发育完成的年轻恒牙，伴随尖周炎、较严重牙周炎、根髓已有病变的患牙。

【所需器材】

1. 检查盘、口镜、探针、镊子。

2. 局麻药品、注射器、碘酊棉球、酒精棉球。

3. 快机、快机球钻、快机柱状金刚砂车针（或 EndoZ 钻、或 Diamando 钻）、慢机、慢机球钻、水门汀充填器。

4. 磷酸锌水门汀粉剂与液剂、牙髓失活剂、氧化锌粉、丁香油酚、干髓剂、甲醛甲酚合剂（FC）、橡皮障或棉卷。

【操作步骤】

分两次进行，第一次失活，第二次切髓修复。

1. 局部麻醉。

2. 降𬌗、开髓　使用快机金刚砂车针降𬌗，使用快机球钻＋慢机球钻去龋、开髓，确保去净龋坏、穿髓孔直径大于 1mm。

3. 隔湿、干燥　上橡皮障（无橡皮障时棉条隔湿）、气枪吹干窝洞。

4. 放置失活剂　取小米粒大小失活剂放置在穿髓孔处，使其与暴露的牙髓组织相接触，但不能加压。

5. 氧化锌丁香油水门汀（ZOE）暂封　用水门汀充填器取适量氧化锌丁香油水门汀暂封窝洞，并修整外形，注意不要使失活剂移位。如果是邻面洞，应先取少量糊剂放置在龈壁处，压贴后再密封窝洞的其余部分，以防止将失活剂推向龈间隙而烧伤龈乳头。

6. 约复诊　7 ~ 10 天。

7. 去除封药，取失活剂。

8. 上橡皮障　无橡皮障可辅助用吸唾器。

9. 揭髓室顶　从穿髓孔处，用快机球钻提拉式磨去髓室顶，注意修整髓角处，使髓腔充分暴露，使用快机金刚砂车针或 EndoZ 钻、或 Diamando 钻修整髓腔侧壁，去除髓室顶悬突。

10. 去除冠髓　使用挖匙、探针或慢机大球钻去除冠髓，注意将髓角处的冠髓去除干净。

11. 预备根管口　用慢机小球钻向根管口下方磨除约 1mm。

12. 酒精棉球清理窝洞并隔湿。

13. FC 浴　干燥窝洞，用湿润的 FC 小棉球放在根髓断面处理约 1 分钟。

14. 放置干髓剂　干髓剂放置在根管口，不要铺满髓室底，邻面洞要防止干髓剂被压到牙龈上。

15. 垫底　常用磷酸锌水门汀，厚度约 2mm。

【失败原因分析】

1. 急性术后反应　干髓术仅用于病变局限冠髓的牙髓炎，凡根髓有炎症感染的患牙均属禁忌，否则术后短期内将出现急性牙髓炎或急性根尖周炎症状，需行去髓术或根管治疗。

2. 慢性术后反应　一般为残髓炎或尖周炎引起，这和干髓剂的放置密切相关，干髓剂厚度应为 1mm，主要放在根管口下才能有效地固定根髓，避免放置在髓室底，以免因髓室底副根管与根分叉区交通支导致根分叉病变。

3. 牙折　在治疗中应去净龋坏组织，开髓时要尽量少切割牙体组织，防止产生薄壁弱尖；术后降低咬合，不用患牙咬硬物；如果牙体缺失过多，可行全冠保护。

四、去髓术、根管治疗术

【概述】

根管治疗术是保存牙齿的重要手段，是治疗牙髓病及根尖周病最有效的技术，它是把根管内容物去除干净后，填塞空腔，切断来自髓腔的各种不良刺激，促进根尖周组织病变的愈合。去髓术的基本步骤与根管治疗术大致相同，只是针对活髓牙，如果因局麻效果不理想尚需要在首次治疗时封失活剂，待牙髓失活后再行根管预备、消毒和充填。

【适应证】

1. 牙髓病，包括不可复性牙髓炎、牙髓坏死、坏疽、牙髓钙变、牙根的内 / 外吸收。

2. 根尖周病，包括急性、慢性、咬合创伤性根尖周炎。

3. 牙周牙髓联合病变。

4. 因全身状况不适宜拔牙的牙髓、尖周病患牙。

5. 因治疗需要摘除牙髓的患牙。

6. 适宜远期修复的残根残冠。

【禁忌证】

1. 牙列中没有功能也没有其他修复价值的患牙。

2. 牙周情况不佳、缺少足够牙周组织和骨支持的患牙。

3. 全身状况不佳、无法配合治疗的患者。

【所需器材】

1. 检查器械　检查盘（口镜、探针、镊子）。

2. 开髓器材　局麻药品、注射器、碘酊棉球、快机、快机球钻、快机柱状金刚砂车针（或 EndoZ 钻、或 Diamando 钻）、慢机、慢机球钻。

3. 根管预备器材　拔髓针、扩孔钻和根管锉、冲洗器、小尺子、根管润滑剂、根管冲洗液、橡皮障、根尖定位仪、根管消毒药物。

4. 根管充填器材　糊剂输送器、侧方加压器、垂直加压器、纸捻、75% 酒精、根管封闭剂、牙胶尖、刮匙、酒精灯、调拌刀、氧化锌粉、丁香油酚、棉卷。

【操作步骤】

根管预备：

1. 拍摄术前患牙根尖片　了解患牙殆面距髓室的距离，髓室顶距髓室底的距离，根管大概长度、根管数量、根管走向等。

2. 局部麻醉（必要时）。

3. 牙体预备　根管治疗前先牙体预备，去除所有龋坏，注意揭净髓室顶同时不要过多切割髓室内牙体组织，进入髓室时用慢机大球钻清理髓室（图 4-4-1），最后应有一个光滑的斗状髓室。可做适当降殆（若有条件，后牙应用银汞暂时充填，以便上橡皮障，测根管长时也有相对稳定的高度点）。

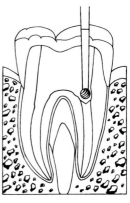

图 4-4-1　慢机大球钻清理髓室

4. 上橡皮障　无橡皮障可辅助用吸唾器。

5. 清理髓室，寻找根管口　使用挖匙、探针或慢机大球钻去除冠髓，注意将髓角处的冠髓去除干净，使用探针尖端寻找根管口（图 4-4-2）。

6. 拔髓　用倒钩髓针钩取或用细的扩孔钻在根管内轻轻捣动，加以适量冲洗，冲洗液常选用 3% 过氧化氢液、生理盐水、2%～5.25% 次氯酸钠液或 EDTA 液。

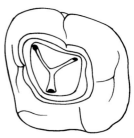

图 4-4-2　清理髓室暴露根管口

7. 根管冠 2/3 探查　比对根尖片，$10^{\#}$ 或 $15^{\#}$K 锉探查根管的冠 2/3，探查时使 K 锉沿根管口进入根管，顺时针方向旋转 15°，再逆时针方向旋转 15°，慢慢向根管内渗透。

8. 根尖 1/3 探查　使用 $10^{\#}$ 或 $15^{\#}$K 锉插入根尖 1/3，探查根管通畅性、根尖孔的大小及根尖区的弯曲度等。

9. 确定工作长度　根尖定位仪或者根管内插入牙胶后，拍摄患牙根尖测长片，推荐后者（图 4-4-3）。

10. 根尖区预备　在确定工作长度后，将 $10^{\#}$ 或 $15^{\#}$K 锉预弯成与根管弯曲方向一致的形状，轻轻插入根管，转动器械进行根管扩大，直到器械能无阻力地到达工作长度（图 4-4-4），冲洗根管后换用大一号器械进行预备，预备至 $25^{\#}$。

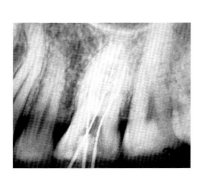

图 4-4-3　拍摄患牙根尖测长片

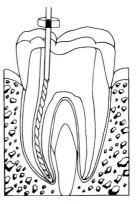

图 4-4-4　$10^{\#}$ 或 $15^{\#}$K 锉
无阻力到达工作长度

11. 预备根管至工作长度　根尖区预备完成后进行，器械每增加一号、操作长度减少 0.5 ~ 1mm；预备时，每次更换大一号器械前，应将主尖锉插入至工作长度，以除去根管内的牙本质碎屑，并进行大量冲洗，防止根管阻塞。

12. 修整根管壁　将主尖锉插入至工作长度，上下提拉以消除根管内的微小阶梯，并进行大量冲洗。

13. 干燥根管　使用纸捻。

14. 根管消毒　根管内或髓腔内放置消毒药物，常用氢氧化钙糊剂（如 Vitapex、Metapex）、空管糊剂或木榴油小棉球。

15. 牙胶棒 +ZOE 双层暂封。

16. 约复诊　封药一般 5～7 天。

根管充填：

1. 去除外层 ZOE 暂封物。

2. 上橡皮障（见橡皮障的使用），或用棉条严格隔湿。

3. 去除内层牙胶棒暂封物及根管消毒药物。

4. 主尖锉探查根管至工作长度。

5. 干燥根管　使用纸捻。

6. 试主牙胶尖　通常主牙胶尖比根管预备所用到的最大号根管锉小一号，如根管扩至 35#，主尖选择 30#，接下来试主尖，将主尖插入根管，到达工作长度时是否存在"夹持感"，也可将主牙胶尖尖端减去 0.5mm。各根管插入主尖后可拍摄 X 线片或牙科数字成像系统（RVG）片（椅旁），判断根管长度，主牙胶尖是否充填到位。

7. 牙胶尖消毒　75% 酒精浸泡主牙胶尖和副牙胶尖 1 分钟。

8. 充填封闭剂　使用扩孔钻或糊剂输送器，长度可比工作长度减少 0.5～1mm。反复数次，糊剂涂满整个根管壁即可，无需充满根管。

9. 充填主牙胶尖　注意牙胶尖也需蘸根管封闭剂（图 4-4-5）。

10. 充填副牙胶尖　侧压针侧方加压牙胶尖、充填副牙胶尖，至侧向加压器不能向根管深部插入为止（图 4-4-6、4-4-7）。

11. 截去多余牙胶尖　用烧热的挖匙平根管口切断牙胶尖，用垂直加压器向根方挤压根管口，清除多余的糊剂（图 4-4-8）。

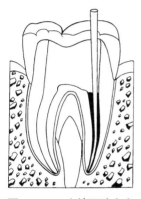

图 4-4-5　充填牙胶主尖

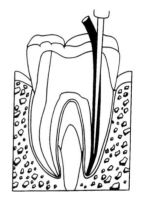

图 4-4-6　侧压针侧方加压牙胶尖

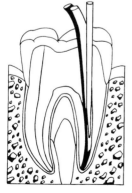

图 4-4-7　充填副牙胶尖

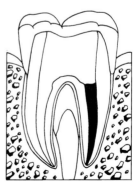

图 4-4-8　平根管口切断牙胶尖

12. 牙胶棒 +ZOE 双层暂封。

13. 拍摄根尖片检查根管充填情况（图 4-4-9）。

14. 医嘱　后牙勿咬硬物，择期冠修复（前牙根据具体情况而定）。

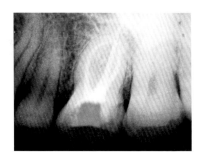

图 4-4-9　根尖片示牙胶充满根管腔

【并发症及意外】

1. 急性反应　有三种可能：①把根管内容物推出根尖；②器械穿出根尖孔或旁侧穿通；③根管超填过多。患者多表现为疼痛，治疗主要是消除病因。

2. 髓腔壁穿孔　多为手术操作粗糙引起。髓室内穿孔不大的，可用银汞合金充填，根管旁穿则用 MTA 或氢氧化钙修复，也可用根管外科手术方法修补。

3. 器械折断在根管内　多为器械使用不当引起的。治疗方法是超声根管治疗取断针。

4. 器械误吞　不上橡皮障容易出现这种情况，使器械进入消化道、气管支气管。严重的甚至开胸手术，关键在于预防。

5. 皮下气肿　用 3% 双氧水液冲洗加压过大，液体没有回流通道，可通过根尖疏松组织进入皮下，引起面颈部肿大，压之有捻发音。这一问题的处理主要是防止感染。

6. 纵折　常因患牙未行磨改降𬌗造成，需在根管治疗首诊时即行患牙降𬌗处理。

附一　牙齿根管平均工作长度（单位：mm）

	1	2	3	4	5	6	7
上颌：	21	20	25	19	19	19	18.5
下颌：	19	19.5	24	20	20	19.5	18.5

附二　橡皮障的应用

【概述】

橡皮障多用于涉及牙髓的各种治疗，如根管治疗术、盖髓术、干髓术等，以及牙体组织粘接修复技术。起隔离患牙、防止唾液污染、保护软组织、防止器械落入患者食管或气管、防止医患交叉感染等作用。

【所需器材】

橡皮布（15cm×13cm 和 15cm×15cm 两种大小）、打孔器、橡皮障夹（分为前牙，左右前磨牙和左右磨牙）、橡皮障夹钳、橡皮障支架、牙线、楔线。

【操作步骤】

1. 标记打孔位置　根据需治疗的牙位在橡皮布上做出标记，若不熟练，可利用橡皮障配套的定位片来确定打孔的位置（图4-附2-1，图4-附2-2）。通常根管治疗时仅暴露需治疗的患牙即可，涉及邻面的Ⅱ类洞充填，涉及前牙的美容性充填，可选择暴露一颗或两颗

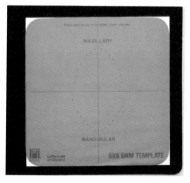

图4-附2-1　定位片确定打孔位置

49

邻牙。

2. 确定打孔的大小　根据牙齿大小选择打孔的大小，尽量选择合适稍偏小的孔以确保隔湿的可靠性。

3. 打孔　用打孔器在橡皮布的标记处打孔，如为可选大小的打孔器，一定注意

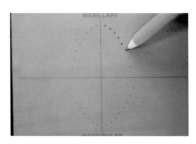

图4- 附2-2　标记打孔位置

将凹槽对准，否则容易损坏打孔器（图4- 附2-3）。

4. 就位　将橡皮障夹翼穿过打好的孔，翻过橡皮布，用持夹钳扩大橡皮障夹，夹在需隔离患牙的牙颈部，注意尽量不要损伤牙龈，松开持夹钳，用手指检查橡皮障夹的就位情况，是否稳固；安放橡皮障夹时有不同的方法，可将橡皮障夹与橡皮布共同就位，也可将橡皮障夹先单独就位，再套橡皮布。

5. 隔离患牙　用手将橡皮布翻到夹子的翼下，利用楔线或牙线将橡皮布边缘压至邻间隙内，利用塑料器械翻转橡皮布边缘，完全隔离患牙（图4- 附2-4）。

6. 放置支架　利用支架撑开橡皮布，注意不要使橡皮布张力过大，可能会导致橡皮布撕裂，影响隔湿效果；支架的安

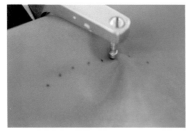

图4- 附2-3　橡皮障打孔

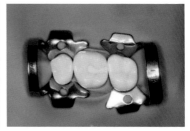

图4- 附2-4　橡皮障就位

放可在橡皮障夹与橡皮布就位后进行，也可先将橡皮障夹、橡皮布和支架固定后一起就位。

7. 检查　用三用枪在安置好橡皮障的患牙周围滴水，询问患者是否有水流入口腔内，以检查橡皮障的隔湿效果；如果有，仔细检查橡皮障漏水原因，必要时重新安置橡皮障；前牙美容性充填病例隔离患牙时，可不使用橡皮障夹，直接利用牙线及楔线固定橡皮布。

附三　工作长度的确定方法

1. 手感法　手持根管器械根据在根管内先遇阻力后突然落空感及患者的反应来判断器械达到根尖的位置，从而判断根管工作长度。本法要有一定的工作经验才能掌握。

2. 冠根比例法　根据牙齿平均长度和冠根比例来计算出根管工作长度，但极不准确。

3. 照片法　将根管器械插入根管内，利用等角投照进行X线片拍摄，根据插入根管内器械的X线片用以下方式计算出根管工作长度：

$$根管工作长度 = \frac{器械在牙内长度 \times 牙在X线片上的长度}{器械在X线片上的长度}$$

目前多用X线计算机显示系统（RVG），可检查器械在根管内位置和根管充填情况。

4. 根尖定位仪测量法

（1）根管清扩和预备（参考根管清扩步骤）。

（2）开启根尖定位仪，检测机器是否处于正常工作状态，线路是否连接正常。

（3）将唇钩挂在患者口角（可为对侧或同侧，以不影响操作为宜），注意不要接触到口内的金属修复体。

（4）气枪吹干或棉球蘸干髓腔，髓腔内存在血液或唾液时可能会影响根尖定位仪的工作，同时要注意：若患牙有旧充填物，如银汞合金、金属嵌体、金属冠等，一定要去除干净，否则可能会影响根尖定位仪的使用；此外，牙体缺损较大，有息肉占据髓腔时，也需去除干净。

（5）根据术前 X 线片预判牙根长度及弯曲情况，预弯初尖锉，插入根管至预判长度。

（6）将根管锉夹夹在初尖锉手柄下方的金属部分上，读取定位仪屏幕上的读数，判断初尖锉尖位于根管内的位置；注意根管锉夹不要接触到牙龈、舌头及颊黏膜等软组织，否则根尖定位仪会误报超出根尖孔；调整初尖锉深度直至达到工作长度，移动锉针上的定位橡皮标，记录根管长度。

（7）测长完毕，记录根管长度，准备进一步根管预备。

附四 超声治疗仪在根管治疗术中的应用

【概述】

自上世纪 80 年代中期开始，国内外学者通过微生物学、组织病理学、根管形态学等方面的研究，明确了超声技术在根管杀菌、根管清理、根管内堵塞物去除中的作用，为超声技术在根管治疗中的广泛应用打下了基础。

【主要作用】

1. 根管清洗 超声通过空化作用、声流作用、协同作用在根管清洗时可以达到以下目的：

（1）有效去除牙本质碎屑和玷污层。

（2）有效溶解根管内有机物质，有一定的杀菌能力。

（3）改善狭窄、弯曲和复杂根管的冲洗效果。

（4）冲洗时推出根尖孔外物减少。

2. 根管内钙化物的清除 超声根管锉具有高能量的超声震荡功能，能有效地去除根管内的钙化物。

3. 根管折断器械或异物的取出 目前资料表明，超声器械是取出根管折断器械或异物最有效的方法。

【超声治疗仪】

各部分配件（手柄、扳手、各种工作头）（图4-附4-1）

【操作步骤】

1. 正确安装手柄，安装工作头、装冲洗液。

2. 调节功率，根据选取的工作头选择相对应的功率。不同的工作头带有不同颜色的标记，在超声治疗仪上选取不同的颜色区段，即相对应的功率。

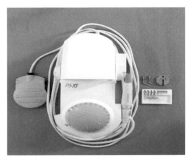

图4-附4-1 超声治疗仪和工作头

3. K10、K15、K20、K25、K30用于荡洗根管，根管清扩后选取小一号的工作头荡洗根管，工作头不要接触根管壁，在小于工作长度4~5mm处轻度提拉式荡洗。

4. ET20/ET40可用于取断针、桩钉等。先用K锉做出旁路，然后用ET20/ET40工作头在断针、桩钉周围震荡，直到松动。

附五 根管显微镜

牙科手术显微镜（Dental Operative Microscope，DOM），又被称为根管显微镜，在牙体牙髓治疗中用于观察根管内部细节，同时并能进行操作（图4-附5-1）。

【适应证】

1. 寻找遗漏根管。

2. 钙化弯曲根管和根管内台阶的通过。

3. C 形根管的预备。

4. 根管内分离器械的取出。

5. 修补穿孔。

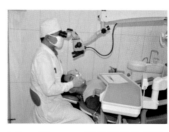

图 4- 附 5-1 根管显微镜操作

6. 显微手术。

【所需器材】

面反射口镜、显微口镜、DG-16 根管口探针、自锁镊子、显微吸引器、显微根管口锉、显微根管干燥器、橡皮障。

【操作步骤】

1. 按照根管治疗步骤进行至建立根管口直线通路，上橡皮障。

2. 调节瞳距。

3. 调整工作距离。

4. 低放大倍数下确定视野，通常为 ×1。

5. 确定放大倍数，操作放大倍数通常为 ×1.6 或 ×2.5。

6. 调节光源强度。

7. 调整滤色片，常用白色光，黄色光用于树脂充填操作，绿色光用于被血液污染的视野。

8. 微调至视野清晰。

9. 探查根管，进行相应操作。

五、牙齿冷光美白技术

【概述】

牙齿冷光美白技术是将波长介于 480 ~ 520nm 之间的高强

度蓝光，经由光纤传导，通过两片 30 多层镀膜的特殊光学镜片，再经过特殊光学处理，隔除一切有害的紫外线和红外线，将过氧化氢和二氧化硅等为主体的美白剂，快速产生氧化还原作用，去除牙齿表面及深层附着的色素，从而达到美白的效果。

【适应证】

氟斑牙、四环素牙、牙髓坏死、年龄增长、食物或饮料染色以及抽烟等原因导致的牙齿结构着色。

【禁忌证】

高度敏感的牙齿、16 岁以下未成年的患者、孕妇及严重牙周病患者、对美白效果有过高期望值的患者。

【所需器材】

美白剂、护龈膏、冷光美白仪、护目镜、开口器。

【操作步骤】

1. 比色　口腔检查，记录美白前牙齿的颜色，照像存档（图 4-5-1）。

2. 患者和医生戴上护目镜。

3. 清洁牙面　将抛光沙加少量水调和，用橡皮杯对牙齿表面进行清洁。处理完毕，让患者漱口，吹干牙面（图 4-5-2）。

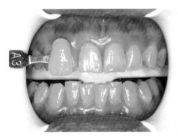

图 4-5-1　比色 A3

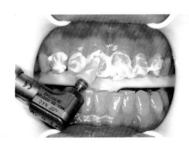

图 4-5-2　清洁牙面

4. 涂护龈膏　保护牙龈，放置开口器，涂布护龈膏，遮盖到龈下 0.5mm，光照（图 4-5-3）。

5. 涂布美白剂　先将过氧化氢跟美白粉调成糊状（注意：稠度以用毛刷挑起美白剂不滴落为准，不宜太稠），将调好的美白剂涂抹在已吹干的牙齿表面，涂抹厚度约 2 ~ 3mm（图 4-5-4）。

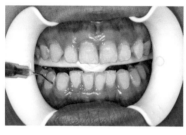

图 4-5-3　涂护龈膏

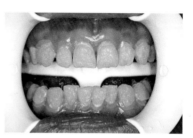

图 4-5-4　涂美白剂

6. 光照牙齿　调整冷光仪灯头使灯头与牙齿表面呈 90°，灯头距牙面 3 ~ 5cm，按下开始键光照，开始第一个 10 分钟的疗程，结束后机器会自动停止，然后用强吸管吸掉牙面的美白剂，如需要可用干棉球擦拭牙齿上残留的美白剂，此时不要用水冲洗（图 4-5-5）。

7. 重复上述第 5 和第 6 步骤，进行第二及第三次 10 分钟的疗程。

8. 清洗牙齿比色　美白完成后，吸掉美白剂，小心地取下护龈膏，用水冲洗牙齿及牙缝，取下开口器及护目镜，做美白后的牙齿比色，照像存档（图 4-5-6）。

【注意事项】

强调术前谈话，必要时需签知情同意书。对于大多数符合

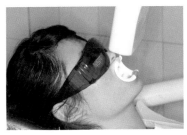

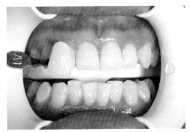

图 4-5-5　冷光光照牙齿　　图 4-5-6　清洗牙齿、比色 A1

适应证的牙齿来说，均能达到比较明显的美白效果，可以提高5～14 个色阶，特别是对于外源性色素染色的牙齿效果最为理想。对于个别牙齿色素较深的人，可能需要一次以上的治疗才能达到满意的效果。美白效果一般能够持续 2 年左右的时间。然而由于美白技术本身的限制，期望美白后的牙齿达到与正常健康牙齿一致的色泽是不现实的，对于重度四环素牙的美白效果一般也不甚理想，所以对于期望值较高的患者应该建议其慎重考虑。

目前来看，冷光牙齿美白技术是安全的，不会对牙齿以及周围组织造成永久性的伤害。在治疗中以及治疗后牙齿可能会有不同程度的酸痛，但这种情况一般在 24 小时内就会消失，如果治疗过程中症状较重，应该及时停止。另外如果护龈膏封闭不好，美白剂可能会灼伤牙龈，但这种情况一般治疗后短时间内就会消失，可事先告知患者。

在治疗后 24 小时内，牙齿很容易再染上有色物质，所以应建议患者术后一天内应该避免饮用茶、咖啡、可乐、红酒等有色饮料，避免食用深色食物及吸烟，同时避免冷热刺激。

第五章

牙 周 治 疗

一、龈上洁治术

【概述】

龈上洁治术是用器械去除牙齿表面牙石、菌斑和色素，是去除牙周病局部刺激因素的最有效的方法，可用超声洁治和手工器械洁治。

【适应证】

1. 牙龈炎、牙周炎。

2. 口腔卫生维护。

3. 口腔内其他治疗前准备，如各类口腔内手术、缺牙修复前等。

【禁忌证】

1. 患有严重血液系统疾病，如白血病患者、凝血机制有障碍的患者。

2. 患者由于系统性疾病不能耐受，糖尿病未能控制者。

3. 超声洁治禁用于置有心脏起搏器的患者，禁用于肝炎、肺结核等传染病，以避免喷雾污染。

【所需器材】

1. 超声波洁牙机或手用龈上洁治器械，常用的包括前牙镰形洁治器、后牙镰形洁治器、锄形洁治器（图5-1-1）。

2. 抛光橡皮杯，抛光用糊剂（含氟牙膏），慢机弯机头。

【操作步骤】

超声洁治步骤：

1. 安装洁牙机 根据机器使用说明安装好超声洁牙机。

2. 调整洁牙机 根据牙石薄厚调整超声洁牙机功率；牙石较厚可适当调高功率；开机后，踩脚踏开关试工作头水雾喷溅大小，调节水量成水雾状（水量过大——水滴成柱，不易操作；水量过小——气雾状，洁牙机头易产热损坏）（图5-1-2）。

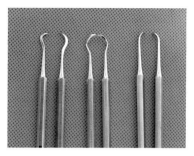

图 5-1-1 常用龈上洁治器械

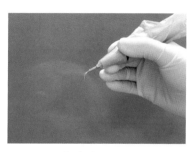

图 5-1-2 超声洁牙机工作头水雾状

3. 超声洁牙 工作头前端接触牙石下方轻轻来回移动，利用超声震动击碎清除牙石，逐一将牙齿清洁干净。操作过程中不可用力加压在机头上，因用力过大易造成机头弯曲损坏。在洁治过程中医生应注意防护，如戴口罩、帽子、手套、防护面罩等，减少喷雾中血液、唾液和微生物的感染机会。

4. 抛光 慢机弯机头上橡皮轮，蘸抛光膏（或含氟牙膏）在牙面及龈缘下上逐一抛光，使牙面光滑不易再沉积牙石。

5. 上药 根据牙龈炎症的严重程度上2%碘甘油或10%碘合剂。

6. 口腔卫生宣教 对患者进行口腔卫生教育，指导患者使用正确刷牙方法，注意口腔卫生，定期随访。

手用器械洁治步骤：

1. 器械洁治　用握笔法握持洁治器械，以中指或无名指为支点。前牙镰形洁治器和后牙镰形洁治器分别用于前后牙，刀刃与牙面呈 80° 角，用腕部发力，将牙石从牙面刮除，锄形洁治器多用于光滑平整的牙面去除牙石和色素，使用时锄面紧贴牙面，锄尖向根方。

2. 抛光　同超声洁治步骤 4。

3. 局部上药　根据牙龈炎症的严重程度上 2% 碘甘油或 10% 碘合剂。

4. 口腔卫生宣教　对患者进行口腔卫生教育，指导患者使用正确刷牙方法，注意口腔卫生，定期随访。

二、龈下刮治术

【概述】

龈下刮治术（根面平整术或深刮术）是用器械进一步清除根面残留的菌斑，牙石以及病变牙骨质，使根面光滑平整，去除牙周病的局部刺激因素。

【适应证】

同龈上洁治术。

【禁忌证】

同龈上洁治术。

【所需器材】

普通的龈下刮治器包括匙形刮治器前后牙各一对，锄形刮治器前后牙各一对，根面锉一对。Gracey 龈下刮治器更利于去除龈下菌斑，临床常用的有以下 4 种（图 5-2-1）。

【操作步骤】

1. 局部麻醉　浸润。

2. 龈下刮治　用握笔法握持洁治器械，以中指或无名指为支点，用普通匙形刮治器时，刀刃与牙面呈80°角（图5-2-2），用Gracey匙形器时，器械长轴与牙齿长轴平行便可，用腕部发力，将龈下牙石从牙面刮除，并用匙形刮治器或Gracey匙形器刮去袋壁肉芽。

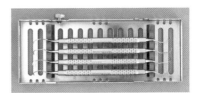

图5-2-1　Gracey 龈下刮治器

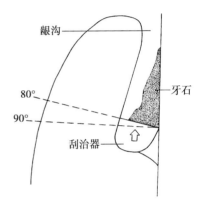

图5-2-2　匙形刮治器刀刃与牙面所呈角度

3. 根面平整　用根面锉锉去病变牙骨质，做根面修整。

4. 龈下探查　刮治术中及刮治完成后，用探针细致地探查龈下牙石是否去净，牙根表面是否光滑，以便决定是否需要再刮治。

5. 清洁牙周袋　用生理盐水反复冲洗牙周袋，清除牙周袋内刮治的菌斑、牙石及炎性肉芽组织等。

6. 牙周袋上药　在清洁后的牙周袋内上10%碘合剂，不要立即用清水漱口，保持30分钟有助药效发挥（因袋壁肉芽不能完全去除，所以要辅助上药，疗效更好）。

7. 抛光　同上。

8. 口腔卫生宣教　对患者进行口腔卫生教育，指导患者使用正确刷牙方法，注意口腔卫生，定期随访。

三、牙周手术

（一）龈切术

【概述】

用手术的方法切除肥大增生的牙龈并做形态修整。

【适应证】

1. 牙龈肥大、增生、形态不佳或形成假性牙周袋者。

2. 骨上袋的慢性牙周脓肿。

3. 后牙区浅或中等深度的骨上袋，袋底不超过膜龈联合，附着龈宽度足够者。

4. 骨上袋的慢性牙周脓肿。

【禁忌证】

1. 局部炎症和病因未消除。

2. 患者不能配合、不重视或有残障。

3. 患有全身疾病且未得到控制。

4. 局部附着龈宽度条件差，影响前牙美观。

【所需器材】

1. 所需器材　刻度探针、印记镊（图 5-3-1）、12号双面刀片或 11 号手术刀片、眼科剪、龈上洁治器、冲洗空针。

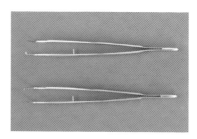

图 5-3-1　印记镊

2. 所需药品　生理盐水、牙周塞治剂、局麻药品、消毒药品。

【操作步骤】

1. 局部浸润麻醉。

2. 75% 酒精消毒口周，3% 碘酊消毒口内黏膜。

3. 用印记镊或刻度探针标定手术切口的位置。

4. 从定点的根方 1 ~ 2mm 处，刀片斜向冠方与牙长轴呈 45°角从印记镊标记处切至袋底下方根面（图 5-3-2），作连续切口切去牙龈，用 11 号刀片切入牙间隙切断龈乳头。

5. 用龈上洁治器清除牙面牙石和肉芽。

6. 用眼科剪修整牙龈，使牙龈形态与牙面呈 45°角。

7. 生理盐水冲洗创面和根面。

8. 上牙周塞治剂，5 ~ 7 日复诊。

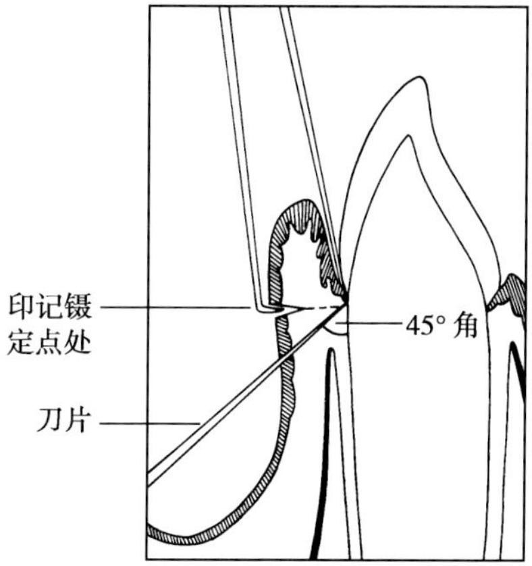

印记镊定点处

45° 角

刀片

图 5-3-2 龈切刀的位置和方向

（二）翻瓣术

【概述】

直视下刮治牙根表面、清创牙周袋内壁、修整牙槽骨的手术。

【适应证】

1. 深牙周袋，经牙周基础治疗后牙周袋仍在 5mm 以上，且牙探诊后出血者。

2. 有骨下袋形成，需作骨修整或需进行植骨者。

3. 根分叉病变伴深牙周袋或牙周 - 牙髓联合病变者，需直视下平整根面，并暴露根分叉，或需截除某一患根者。

【禁忌证】

同龈切术。

【所需器材】

1. 所需器材　刻度探针，12号双面刀片或11号手术刀片，刀柄，柳形刀，眼科剪，线剪，骨膜分离器，龈上、下洁治器，Gracey龈下刮治器，根面锉，骨凿，针持，冲洗空针等（图5-3-3）。

2. 所需药品　生理盐水、牙周塞治剂、局麻药品、消毒药品。

【操作步骤】

1. 局部浸润麻醉。

2. 75%酒精消毒口周，3%碘酊消毒口内黏膜。

3. 用刻度探针记录牙周袋深。

4. 水平切口：

第一切口：内斜切口，距龈缘1~2mm处进刀，刀面与牙面约呈10°角切至牙槽嵴顶，分离牙周炎性袋壁和健康龈组织（图5-3-4）。

第二切口：沟内切口，刀片插入袋底直达槽嵴顶围绕术区牙齿环切一周，将袋壁组织与牙面分离（图5-3-5）。

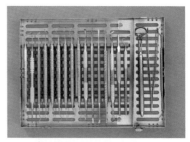
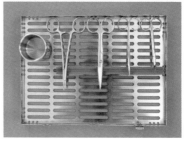

图5-3-3　翻瓣术常用器械

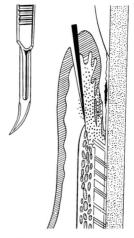

图5-3-4　内斜切口

第三切口：用骨膜分离器将第一刀切开的龈瓣分离，暴露牙槽嵴，将刀片垂直切入袋壁组织与牙槽嵴顶，将袋壁组织切除（图5-3-6）。

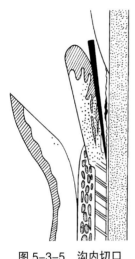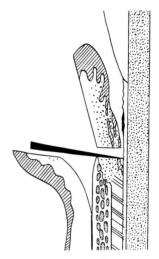

图5-3-5 沟内切口　　　　图5-3-6 切除袋壁组织

5. 纵行切口，在水平切口的近中或近远中端做纵行切口，减小组织张力，更好地暴露手术视野（一般设计在牙齿颊面轴角处）。

6. 用刮治器刮除暴露根面的牙石和肉芽，根面锉平整根面，也可使用超声器械。

7. 修整牙槽骨，去除非支持骨。

8. 用眼科剪剪除龈瓣上残留的肉芽组织，修整龈瓣。

9. 生理盐水冲洗创面和根面。

10. 龈瓣复位，用湿生理盐水纱布将龈瓣从根方压向冠方，挤压多余的血液和空气，使龈瓣与骨面和牙面紧贴。

11. 缝合，多采用牙间间断缝合（图 5-3-7）。

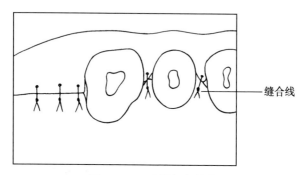

图 5-3-7　牙间间断缝合

12. 上牙周塞治剂，1 周后拆线，6 周内勿探牙周袋。

四、根分叉病变治疗

【概述】

　　根分叉病变是指多根牙牙根分叉处的病变，根分叉病变的治疗需要综合地运用上述牙周治疗手段。根据根分叉病变程度的不同，治疗方法如下：

　　Ⅰ度根分叉病变：可采用洁治、刮治、根面平整并辅助局部上药。

　　Ⅱ度根分叉病变：可采用根分叉成形术，手术过程同翻瓣术，只是手术部位仅限于根分叉区，翻瓣后在根分叉区域去除部分组织以获得增宽的能够保持清洁的入口，利于术后控制清洁。

　　Ⅲ度根分叉病变：

　　1. 隧道术　与根分叉成形术相似，颊舌侧贯通，完全暴露根分叉形成隧道，利于术后控制清洁。根分叉成形术和隧道术后均易引起牙齿过敏或逆行性牙髓炎，可考虑牙髓治疗。

2. 截根术　术前根管治疗，手术时需要翻瓣（同翻瓣术）暴露根面，用高速涡轮机截根，随后进行磨光，成形，修复牙髓腔。

3. 分根术　术前根管治疗，手术时需要翻瓣（同翻瓣术）暴露根分叉，用涡轮裂钻切开患牙牙冠，形成两个单独牙根，抛光根面，复位龈瓣，缝合，上塞治剂。6～8周后冠修复，伤口愈合期可做临时冠以利于形成牙龈乳头。

五、牙周病药物治疗

【概述】

牙周病药物治疗是通过局部或全身使用抗菌、消炎或支持等药物对牙周病进行治疗，是牙周治疗的辅助手段。

【适应证】

1. 重度牙周炎患者，微生物侵入牙周组织中，手术等方法不能清除所有的细菌。

2. 牙周组织急性感染。

3. 牙周炎同时伴有全身疾病。

4. 巩固疗效，防止复发。

【禁忌证】

1. 药物过敏。

2. 全身系统性疾病不能服用药物者。

3. 妊娠期、哺乳期妇女。

【治疗原则】

1. 首先进行基础治疗，用药前应清除菌斑，牙石，再结合使用抗生素辅助治疗。

2. 尽量采用局部用药。

3. 遵循药物使用原则，合理用药。如急性感染的牙周炎或多发性牙周脓肿可考虑首选抗生素，但在取得明显疗效后应立即停止，应避免长期使用抗生素。

4. 针对性用药，使用抗菌药物前尽量做细菌学检查和药敏试验。

【局部常用药物】

1. 含漱药物　0.12%～0.2% 氯己定液（洗必泰）、1% 过氧化氢液、0.05% 西吡氯烷液、0.05% 氟化亚锡液等。

2. 涂布药物　碘伏、碘甘油。

3. 缓释药物　2% 米诺环素软膏，25% 甲硝唑凝胶或药膜，四环素药膜、药线等。

4. 冲洗液　0.12%～0.2% 氯己定液（洗必泰），3% 过氧化氢液用于局部冲洗等。

【全身常用药物】

1. 抗菌药物　甲硝唑、四环素、螺旋霉素、红霉素。

2. 调节免疫反应的药物　非甾体抗炎药、中医中药等。

【牙周病治疗失败的原因】

控制菌斑是牙周治疗成功的关键，菌斑控制不良是牙周治疗失败的主要原因。所以除对患者采取清除菌斑和相关的牙周手术治疗外，口腔卫生维护和口腔卫生教育也是不可缺少的重要环节。

■ **第六章**

牙 槽 外 科

一、局 部 麻 醉

【适应证】

1. 表面麻醉　适用于拔除松动的乳牙、恒牙，以及黏膜下和皮下浅表脓肿的切开术。

2. 浸润麻醉

局部浸润：适用于上颌前牙、前磨牙、下颌前牙和乳牙及牙槽骨的手术。

牙周膜注射（图 6-1-1）：适用于血友病和有出血倾向的患者。用短而较细的注射针头，自牙的近中和远中侧刺入牙周膜，深约 0.5cm，分别注入局麻药即可。

3. 阻滞麻醉　适用于上颌后牙、下颌前磨牙及后牙，有广泛瘢痕组织及炎症感染的手术；浸润麻醉失败后的处理等。

【禁忌证】

除与拔牙术相同外，还要注意以下几点：

1. 穿刺区已发生感染或急性炎症。

2. 麻药过敏。

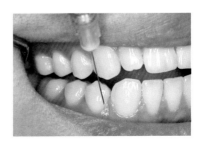

图 6-1-1　牙周膜局部浸润麻醉

69

3. 患者不能配合。

【所需器材】

口镜、镊子、探针、注射器、麻药。

【操作步骤】

1. 根据手术区域的位置及情况，选择合适的方法及麻药。

2. 消毒

（1）口内含漱：0.05% 洗必泰漱口液。

（2）口内消毒：1% 碘酊。

（3）切开拔牙消毒：0.1% 苯扎溴铵（新洁尔灭）或 0.45%～0.55% 碘伏消毒口周及面部皮肤。

3. 穿刺进针，回吸，注射麻药，退针。

不同牙位的局麻方法

牙位	神经分布	麻醉部位及方法	穿刺点
13-23 牙	上牙槽前神经	唇侧局部浸润 在拟麻醉牙的唇侧前庭沟进针，注射针头刺入根尖方向，抵骨面后退少许	图 6-1-2
	鼻腭神经	切牙孔麻醉 + 腭侧局部浸润 切牙孔麻醉注射时患者头后仰，大张口，注射针自切牙乳头侧缘刺入黏膜，然后将针摆向中线，使之与中切牙的长轴平行，向后上推进约 0.5cm，可进入腭前孔（切牙孔）	图 6-1-3

牙位	神经分布	麻醉部位及方法	穿刺点
14、15、24、25牙	上牙槽中神经	颊侧局部浸润（同唇侧局部浸润）	
	腭前神经	腭侧局部浸润或腭大孔麻醉 腭大孔麻醉，注射时患者头后仰，大张口，上颌牙粭平面与地平面呈60°角。注射针在腭大孔的表面标志稍前处刺入腭黏膜，往上后方推进至腭大孔。（上颌第三磨牙腭侧龈缘至腭中线弓形凹面连线的中点，覆盖其上的黏膜可见小凹陷，如第三磨牙未萌出，则在第二磨牙的腭侧进针）	图 6-1-4
16、26牙	上牙槽中、后神经	上颌结节麻醉＋颊侧局部浸润 上颌结节麻醉一般以上颌第二磨牙远中颊侧根部前庭沟做进针点，患者半张口，上颌牙粭平面与地平面呈45°角，将口颊向上方牵开，显露针刺点；注射针于上颌牙的长轴呈40°角，向上后内方刺入；进针时针尖沿着上颌结节弧形表面滑动，深约2cm	
	腭前神经	腭大孔麻醉	

71

续表

牙位	神经分布	麻醉部位及方法	穿刺点
17、18、27、28牙	上牙槽后神经 腭前神经	上颌结节麻醉 腭大孔麻醉	图6-1-5
34-44牙	下牙槽神经	下牙槽神经阻滞麻醉 颊脂垫尖端居翼下颌韧带中点处即为注射的重要标志。将注射器放在对侧口角第一、第二前磨牙之间，与中线呈45°角。注射针应高于下颌牙骀面1cm并与之平行。在注射标志处进针，推进2.5cm左右，可达下颌支内侧的下颌神经沟	图6-1-6
	舌神经	舌神经阻滞麻醉 下牙槽神经阻滞口内法注射后将注射针退出1cm，注射麻药即可麻醉舌神经，或边注射麻药边退针直到针尖退至黏膜下为止	
35-38、45-48牙	下牙槽神经、颊神经、舌神经	下牙槽神经+颊神经+舌神经阻滞麻醉 颊神经阻滞麻醉，可在下牙槽神经阻滞麻醉过程中，针尖退至肌层、黏膜下时注射麻醉药即可	

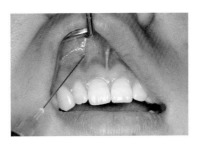

图 6-1-2　上牙槽前神经局部浸润麻醉

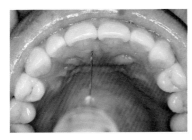

图 6-1-3　鼻腭神经阻滞麻醉

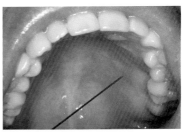

图 6-1-4　腭前神经阻滞麻醉

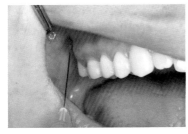

图 6-1-5　上牙槽后神经阻滞麻醉

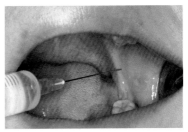

图 6-1-6　下牙槽神经阻滞麻醉

【失败原因分析】

无麻醉或不完全麻醉的原因：进针穿刺点位置不准确；麻药药量不足及麻药选择不合适；解剖变异；炎症等。

二、拔 牙 术

【概述】

拔牙术是口腔治疗中最古老、最常见的手术之一，长期以来已形成一套传统的拔牙器械与方法。

【适应证】

1. 牙体牙髓病、根尖病、牙周病中不能保留的患牙，创伤、移位错位牙、阻生牙、多生牙等不能保留或没有保留价值的患牙。

2. 因治疗需要而拔除的牙齿　正畸或修复、乳牙滞留、肿瘤放疗前术区内不能治疗的患牙、颞下颌关节紊乱病（TMD）或正颌需要、病灶牙。

【禁忌证】

禁忌是相对的禁忌，所有的禁忌证经适当的处理后，仍可拔牙。

1. 全身性疾病

造血系统疾病（凝血障碍）：包括血小板减少、血友病、严重贫血、白血病等。

重要器官疾病：包括冠心病、心肌梗死、心律失常、心功能衰竭、风湿性心脏病、高血压、肾脏、肝脏、内分泌系统疾病、长期服用激素者。

2. 局部疾患　炎症期，近期局部放疗后。

3. 乳牙松动，但恒牙未萌（根发育 <2/3），暂留乳牙（或做间隙保持器）。

4. 生理期　月经期，妊娠期。

【所需器材】

1. 常规器械　口镜、镊子、探针、牙龈分离器、刮匙。

2. 选用器械 拔牙钳、牙挺、骨凿、骨锤、骨锉、咬骨钳、手术刀、骨膜分离器、缝针及线、组织镊、持针器、剪刀、45°仰角冲击式气动手机、外科专用切割针等。

3. 拔牙钳 不同的牙齿有相对应的不同形状的拔牙钳（图6-2-1A），有些还有左右之分，如上颌磨牙钳左右侧喙的方向就有所不同（图6-2-1B）。用于拔除上颌第一、二磨牙的牙钳的设计特点是颊侧钳喙的中间有一纵形嵴，延至喙缘形成尖突，以确保钳喙深入龈下时与上颌磨牙颊侧牙颈部根分叉处紧密贴合。

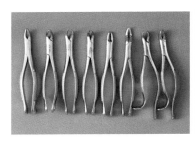 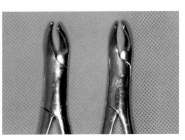

图6-2-1A 拔牙钳　　　图6-2-1B 上颌磨牙钳
（右－左侧）

【操作步骤】

1. 拍摄X线片或CT片，根据患牙的位置深度、软组织阻力、骨阻力、牙根阻力、邻牙阻力，以及牙冠的情况等进行分析，决定手术方法。

2. 消毒 同局麻消毒。

3. 麻醉 同上。

4. 分离牙龈 使用牙龈分离器，紧贴牙齿的颈部硬组织，沿着牙槽骨表面环形分离一周。将牙龈与牙根完全分离，避免拔牙时牙龈撕裂。

5. 牙挺挺松患牙 选择正确的牙挺，将牙挺楔入牙周膜腔中，挺松牙齿，注意保护周围组织。拔牙前左手拇、示指放置在牙弓的唇/颊、腭/舌侧显露术区；拔除右上、左下后牙时以示指放于患牙及邻牙的腭/舌侧，感觉患牙、邻牙的动度，保护邻牙；拔右上后牙时拇指于颊侧固定牙挺，防止滑脱。左上、右下后牙相反。拔上、下前牙时注意保护唇、腭（舌）侧组织（图6-2-2、6-2-3）；拔上、下前磨牙或上、下磨牙时注意保护颊、腭（舌）侧组织（图6-2-4、6-2-5）；用牙挺时造成的牙槽骨损伤较大，拔除正畸牙时尽量不要采用本步骤。

6. 安放拔牙钳拔除患牙 用牙钳咬紧牙冠，牙钳喙部应达冠根交界处，采用摇力、扭力、牵引等力拔除患牙。

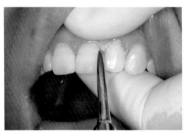
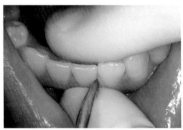

图 6-2-2 上前牙牙挺使用及保护　图 6-2-3 下前牙牙挺使用及保护

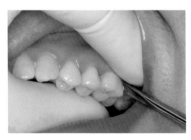
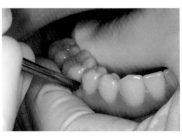

图 6-2-4 上磨牙牙挺使用及保护　图 6-2-5 下磨牙牙挺使用及保护

7. 拔牙创的检查与处理　拔除的患牙是否完整，有无根折，牙龈有无撕裂，是否有异物如牙石、残片、肉芽等残留，用刮匙搔刮并清理牙槽窝，用手指使牙槽窝复位，牙槽骨修整，拔牙创处放置棉卷，咬棉卷压迫止血。

8. 术后注意事项　所咬棉卷在 30 分钟后取出，当日不要漱口或刷牙，次日可刷牙，但勿伤及创口，以预防出血；当日宜进软食，食物不宜过热，并且避免用患侧咀嚼；勿用舌舔触创口，更不宜反复吸吮，以防出血；复杂拔牙，术后可用冷毛巾或冰块在拔牙区面部做冷敷，以减轻局部肿痛；当日唾液内有少许血丝为正常现象，如出血较多应及时来院检查；术后可根据医嘱口服止疼止血药。

【各类牙拔除术常用器械及方法】

牙位	使用器械	方法
上颌切牙	上颌前牙钳	采用唇舌向的摇力及𬌗向牵引力，中切牙适当采用扭力，注意用拇指和示指保护唇、腭侧（图 6-2-6）
上颌尖牙	上颌前牙钳	同上颌中切牙
上颌前磨牙	上颌前磨牙钳	采用颊舌向的摇力及𬌗向牵引力，以向颊侧方向摇动为主，注意用拇指和示指保护颊、腭侧（同磨牙，图 6-2-7）
上颌第一、二磨牙	上颌磨牙钳或牙挺	采用颊舌向的摇力及𬌗向牵引力，也可挺松后拔除，注意保护颊、腭侧（图 6-2-7）
上颌第三磨牙	牙挺或上颌磨牙钳	用牙挺时向后、下、外施力，用牙钳时采用颊舌向的摇力并向下、远颊牵引

续表

牙位	使用器械	方法
下颌切牙	下颌前牙钳	采用唇舌向的摇力及向唇侧上方牵引。因有向上方的牵引力，要注意用手指保护对颌牙和唇（图6-2-8）
下颌尖牙	下颌前牙钳	采用唇舌向的摇力及向唇侧上方牵引，可小幅度扭转。拔除时保护唇颊和对颌牙
下颌前磨牙	下颌前磨牙钳	使用颊舌向摇力，使牙体向颊方脱位。拔除时保护颊和对颌牙（同磨牙，图6-2-9）
下颌第一、二磨牙	下颌磨牙钳或牙挺	使用牙钳时采用颊舌向摇力及𬌗向牵引力并使牙齿向舌向脱位，拔除时保护颊和对颌牙（图6-2-9）
下颌第三磨牙	下颌磨牙钳或牙挺	根据萌出或阻生的情况分类拔除
残根	上下颌根尖钳或牙挺	使用牙钳拔除残根或断根时，深入牙槽窝以夹持断根。常使用旋转力及牵引力。使用牙挺时选择合适的牙挺，注意挺的位置和方向，必要时去除中隔

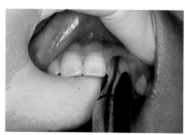 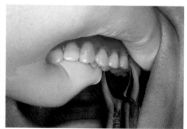

图6-2-6 上前牙牙钳使用和保护　图6-2-7 上磨牙牙钳使用和保护

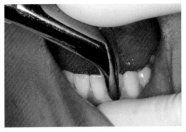 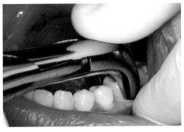

图 6-2-8 下前牙牙钳使用和保护　图 6-2-9 下磨牙牙钳使用和保护

【拔牙操作的注意事项】

术前：

1. 根据患者的全身系统性因素、口腔局部因素、饮食因素、生活习惯因素、遗传性因素、环境因素、精神因素等予以全面考虑和风险评估。

2. 对于上颌埋伏阻生牙，应根据 X 线片或 CT 照片准确定位唇腭侧位置后，才可开窗拔除。

3. 对于下颌阻生齿，应根据阻生牙的埋伏深度、阻生方位、软组织阻力、骨阻力、牙根阻力、邻牙阻力，以及牙冠、龋坏情况等分析，决定手术方法。

术中：

1. 牙钳的使用应注意　钳喙要和牙长轴一致，防止损伤邻牙，夹伤牙龈；牙松动后向阻力小的方向拔下，勿伤及邻牙及对颌牙，牙脱落时避免落入气管；操作中左手注意固定颌骨及保护。

2. 挺子的使用应注意　选择宽窄合适的挺喙紧贴牙根插入并以牙槽嵴做支点，用力方向选择合适，力量、动作轻巧，合理运用楔入、旋转、撬动使牙脱位；左手注意保护邻牙及周围软组织；避免将残根推入上颌窦、下颌管及邻间隙。

3. 凿子的使用应注意 劈牙时要控制好方向和力量，预防牙槽骨或颌骨的骨折，勿伤邻牙，避免将残根推入上颌窦、下颌管及邻间隙；单面凿子去骨时，要掌握好角度和力量；用带槽的圆头凿子增隙时，要选择大小合适的凿子，紧贴牙根楔进牙间隙内；下颌骨用凿时，注意保护下颌骨，避免力量传递伤及颞下颌关节。

4. 45°仰角冲击式气动手机的使用应注意 手机及水冷系统的消毒；保持好支点，准确消除阻力，预防割裂周围软组织；时刻保持水冷却，降温，以免烧伤颌骨，彻底冲洗并吸净碎屑；预防气肿；根尖贴近下颌管的阻生牙，切割、去骨时避免伤及下牙槽神经。

5. 拔下颌阻生齿时，舌侧骨板易骨折，或牙被推进舌侧间隙，引起血肿、感染；骨折片应复位或取出，必要时填塞碘仿纱条；龈瓣复位缝合不易过紧，必要时放置引流条，防止术后水肿。

6. 进入上颌窦或舌侧间隙的牙根，需拍 X 线片定位准确，再手术取出；断根后必要时可切开翻瓣去骨，从侧方掏根。

术后：

1. 注意清理干净拔牙窝内肉芽组织、牙碎片及邻牙龋洞内的污物。

2. 详细介绍拔牙后注意事项。

【拔牙术中并发症的预防及处理】

1. 牙折断

预防：制定合理的拔牙计划；选择合适的器械；术中操作技术合理、规范，勿使用暴力。

处理：选择合适的根挺或根钳，必要时翻瓣去骨后拔除。

2. 牙损伤，包括邻牙、对颌牙的损伤

预防：牙挺操作时避免以邻牙为支点；牙钳与患牙长轴一致，勿接触邻牙；注意以左手指保护对颌牙。

处理：出现后应适当调𬌗；医嘱避免患牙使用；如松动或脱位，应复位固定。

3. 骨组织损伤

预防：术中注意拔牙手法，钳喙勿夹于牙槽骨；骨凿、牙挺方向正确，切勿暴力操作；拔除阻生下颌第三磨牙时术前应明确方案，术中充分消除阻力。

处理：骨折片有较大的黏骨膜时可复位缝合，较少时需充分分离附丽的软组织后去除并修整骨锐缘；下颌骨骨折时应尽快进行复位内固定或颌间固定。

4. 软组织损伤

预防：牙龈分离彻底；操作时牙钳勿夹唇、颊黏膜；使用牙挺时注意保护，防止滑脱损伤腭、颊、舌软组织。

处理：应及时给予压迫、缝合止血，术后给予抗生素预防感染。

5. 神经损伤

预防：注意术前术中观察下颌管与患牙根尖的关系；舌神经与舌侧牙槽骨板过于贴近时分离患牙舌侧骨板时应轻柔；切开拔牙时注意颏神经的解剖位置，避免切断；进针穿刺时注意解剖原因避免直接损伤；局麻药防止受到酒精污染，对神经产生刺激破坏。

处理：可辅助性使用药物、理疗、针灸等促使神经恢复，严重时应行神经吻合术。

6. 术中出血

预防：术前详细询问有无出血性疾病；勿于炎症急性期拔

牙；术中避免创伤过大，损伤软组织、骨组织及小血管等。

处理：如失血严重全身情况危险，及时给予输液、输血及抗休克治疗，同时注意防止窒息；出血较轻时可给予压迫、缝合止血。

7. 断根或牙移位

口腔上颌窦交通：上颌后牙牙根距上颌窦底很近，少数根尖甚至位于窦底黏膜下或直接与窦底相通，拔牙时可能将断根推入上颌窦内。

预防：术前术中观察上颌窦与患牙根尖的关系；拔除上颌后牙时应注意充分暴露牙根，用挺时从侧方插入根面上方，用向下的力操作。

处理：如遗留残根需从牙槽窝处或颊侧根尖区切开翻瓣去骨后拔除，如穿孔较小可用碘仿纱条缝合固定，较大时需颊侧做梯形瓣缝合封闭。

牙根进入下颌管、软组织间隙：

预防：术前术中全面了解患牙与周围的解剖关系；下颌舌侧骨板较为薄弱，操作时用力时应轻柔。

处理：及时扩大牙槽窝后取出牙根，用碘仿纱条压迫止血；术后给予预防水肿、减压的药物和促进神经恢复的药物。

8. 颞下颌关节脱位或损伤

预防：避免大张口时间过久；分牙、去骨、增隙等锤击时完善对下颌骨的保护。

处理：此类损伤常轻微，可行局部理疗或热敷，1～2周后即可自愈。

【拔牙术后并发症的处理方法】

1. 拔牙后出血

预防：术前充分了解患者有无出血性疾病，拔牙后应对症治疗，给予促止血药物（如酚磺乙胺）或维生素 K、C 等；避免炎症急性期拔牙；术中创伤较大，软组织行有效缝合，骨组织行有效复位；牙槽窝内勿残留炎性肉芽组织；术后避免反复漱口、吮吸、进食过硬、过热食物、剧烈运动等。

处理：同术中出血；拔牙后血肿可用抗生素预防感染，淤血、淤斑采取理疗、热敷或不处理，可自行消退。

2. 术后疼痛

预防：避免术中组织创伤大；残留过高骨嵴对软组织刺激。

处理：术中创伤较大时应常规给予止痛药，若无效可清创后填压碘仿纱条，针刺疗法或封闭疗法。

3. 术后感染

预防：避免急性炎症期拔牙引起扩散，如需急性炎症期拔牙，术后勿严密缝合，便于引流，术后给予抗生素预防；避免创伤过大；无菌操作；拔牙创处理彻底，防止遗留牙片、牙石、骨片等残留。

处理：给予抗生素治疗；如有慢性感染，可彻底清创后填压碘仿纱条。

4. 面颊部肿胀反应

预防：避免术中创伤过大；切口缝合勿严密，便于引流；复杂拔牙术时，局麻药内可加适量激素及术后用 1～2 天激素，给予冰袋外敷；术后给予抗生素，防止创口感染。

处理：给予止痛、消肿的外敷中药及抗生素。

5. 干槽症

预防：术中减小创伤，局部用抗炎、止血的药物；术后保护血凝块及注意口腔卫生，给予抗生素治疗。

处理：以清创、隔离外界刺激和促进肉芽组织生长为原则。局部以 3% 双氧水冲洗，创口填塞碘仿纱条，给予抗生素及镇痛药。

6. 张口受限

预防：术中减小损伤，避免颞肌深部肌腱下端和翼内肌前部受创；锤击时完善对下颌骨的保护。

处理：可行局部理疗或热敷。

7. 皮下气肿

预防：避免术中反复牵拉翻开的组织瓣使空气进入组织；使用 45°仰角冲击式气动手机时减少气流进入组织；术后避免反复漱口、鼓气等使空气进入组织。

处理：严重者可行加压包扎，给予抗生素。

三、微创拔牙

【概述】

是指拔牙操作中不使用骨凿和牙挺对患牙进行劈开和撬动，而是用专用的 45°仰角冲击式气动手机和外科专用切割针分开冠、根，取出牙冠，再用微创拔牙刀切断牙周膜，挤压牙槽骨，从而轻柔地拔除牙根。损伤极小，拔牙创口可以很快愈合，从而减轻了患者的疼痛感和畏惧感。

【适应证】

同普通拔牙术，特别适用于即刻种植需减少牙槽骨破坏及复杂牙可减小创伤。

【禁忌证】

同普通拔牙术。

【所需器材】

同拔牙术，另增加微创技术拔牙法器械，包括微创拔牙刀、45°仰角冲击式气动手机、外科专用切割针、颊拉钩、骨

膜分离器、外科专用金属
吸唾器、橡胶开口垫等（图
6-3-1）。

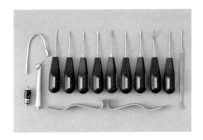

图 6-3-1　微创拔牙器械

【操作步骤】

1~4 步同普通拔牙术。

5 步用 45°仰角冲击式
气动手机去除骨质、增隙、
劈冠等，可以对去骨量和分
牙进行精确的控制，以不同形态的微创拔牙刀从不同位置将器
械楔入牙周膜腔，切断牙周膜，稍扩大根周间隙，使牙脱位。

6~8 步同普通拔牙术。

四、牙槽突修整术

【概述】

牙槽突修整术是矫正牙槽突不利于义齿戴入、就位及承受
殆力的畸形骨，如骨尖、锐利的骨嵴、明显倒凹的手术。

【适应证】

1. 牙槽突有尖锐的骨尖、锐利的骨嵴或隆起，义齿戴入
会出现压痛，于拔牙后 1 个月进行修整。

2. 下颌牙槽突个别部位明显突起、上颌结节肥大或突出
等形成明显倒凹，硬腭隆起引起义齿戴入时压痛均需修整以利
义齿配戴。

3. 即刻义齿修复中多个牙连续拔除，应于拔牙后同时修
整牙槽嵴，以利于术后立即配戴即刻义齿。

4. 上下颌间隙过小，义齿戴入困难时，应降低部分牙槽
嵴顶。

5. 上下颌前牙区牙槽突明显前突，影响前牙美观，应适

当修整。

【禁忌证】

同拔牙术。

【所需器材】

1. 常规器械　口镜、镊子、探针。

2. 选用器械　牙龈分离器、骨凿、骨锤、骨锉、咬骨钳、手术刀、骨膜分离器、缝针及线、持针器、止血钳、剪刀等。

【操作步骤】

1. 麻醉　局部麻醉，同拔牙术。

2. 翻瓣　从骨膜下翻瓣，形成黏骨膜瓣，尽可能少暴露正常骨面。

切口设计：单个小骨尖——弧形，大范围——梯形，上颌结节——L形。

3. 去骨及修整　用单面骨凿或咬骨钳去除骨尖及骨突，再用骨锉锉平。骨凿斜面应贴骨面，防止去骨过多和造成新的尖突，尤其要保持牙槽嵴的一定宽度和高度。

4. 缝合　黏骨膜瓣复位，间断或连续缝合创口，术后7～10天拆线。

5. 术后注意事项　同拔牙后。

【牙槽突修整术注意事项】

1. 切口及翻瓣时组织瓣的基底部应比顶端略宽形成梯形以保证血供，范围应比骨尖、骨嵴或骨隆突大些。

2. 手术中去骨时单面骨凿斜面向下，随时调整方向，使牙槽嵴呈圆钝状，避免降低牙槽嵴高度及去骨过多，保持一定的宽度和高度。

3. 清除与组织瓣粘连的骨渣。

4. 避免对黏骨膜瓣损伤过大。

第七章

修 复 治 疗

一、固定义齿修复

【概述】

全冠是固定修复体的一种，以其美观、坚固和舒适的优点成为广大患者首选的修复体。全冠以其材质不同可分为金属铸造全冠、金属烤瓷冠（烤瓷熔附金属全冠）和全瓷冠，可根据材料性质的不同应用于各种牙体缺损的固定修复中；对于缺损较大的残冠和残根可采用桩核冠修复的方式；对于缺牙数目较少的牙列缺损，可采用固定桥修复。本章着重介绍冠修复和桥修复的牙体预备步骤。

（一）金属烤瓷冠、全瓷冠及金属全冠

【适应证】

1. 牙体缺损较大无法充填的牙以及牙体组织脆弱抗力不够的牙。

2. 因美观需要，患者要求人造冠做永久修复的牙。

3. 需升高咬合，或需恢复邻接点的牙。

4. 固定义齿的固位体。

【禁忌证】

1. 乳牙、尚未发育完全的恒牙。

2. 牙体组织过短、过小或缺损过大无法取得足够抗力和固位形者。

3. 咬合关系异常（如深覆𬌗、对颌牙伸长，颌间距过短等），无法预备出足够的间隙者。

4. 对金属过敏的患者（金属烤瓷冠或金属冠）。

【所需器材】

检查盘、高速手机、平头锥状、圆头柱状、细锥状、火焰状（或梨状）金刚砂车针，细颗粒圆头柱状抛光车针（或专用精修车针）（图 7-1-1）。

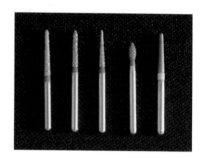

图 7-1-1　前牙基牙预备车针

【操作步骤】（上颌中切牙金属烤瓷冠和下颌第一磨牙金属铸造冠为例）

上颌中切牙金属烤瓷冠基牙预备：

1. 唇面预备　使用粒度较粗的平头锥状金刚砂车针与唇切 1/2 处平行，再与唇龈 1/2 处平行，分别磨出深 1.0～1.5mm 的纵形定深沟（图 7-1-2）。均匀磨除定深沟之间的牙体组织，并在不伤及邻牙及牙龈的前提下尽量向邻面轴角处扩展（图 7-1-3）。

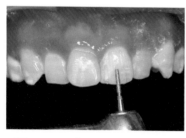

图 7-1-2　前牙唇面定深沟预备

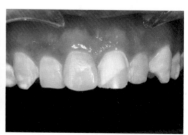

图 7-1-3　前牙唇面预备后

2. 切端预备　使用柱状金刚砂车针，车针方向略向腭侧倾斜（图7-1-4），均匀磨除切缘约1.5mm（图7-1-5）。

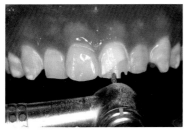
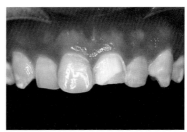

图7-1-4　切缘定深沟预备　　　　图7-1-5　切缘预备后

3. 邻面及轴面预备　使用细锥状金刚砂车针磨除邻面牙体组织，车针与牙体长轴平行（图7-1-6），避免伤及邻牙，邻面汇聚角约2°~5°，近远中邻面近似平行（图7-1-7）。

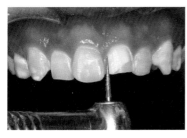
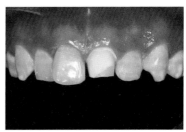

图7-1-6　邻面牙体预备　　　　图7-1-7　邻面预备后

4. 舌面预备　通常分为两步，先使用梨形金刚砂车针将舌面切2/3部分均匀磨除牙体组织（图7-1-8），金-瓷舌面所需的厚度约1.0~1.5mm，保证正中𬌗及前伸𬌗时均有足够间

隙（图 7-1-9）。再用柱状车
针沿舌侧龈缘 1/3 处磨出深
约 1.0mm 的定深沟，再磨除
舌隆突至龈缘处的倒凹，按
照舌面解剖外形，车针平行
于牙长轴方向均匀磨除 1.2 ～
1.5mm 的间隙（图 7-1-10）。

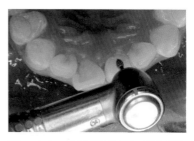

图 7-1-8 前牙舌面切 2/3 部分预备

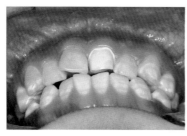

图 7-1-9 前牙舌面预备后的间隙

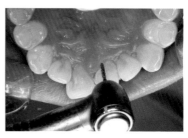

图 7-1-10 前牙舌面颈部预备

5. 肩台预备 用排龈器将排龈线置入龈沟内（图 7-1-
11）（见"排龈"），使用圆头柱状车针于颈部预备出宽 1.0 ～
1.5mm 的 135° 肩台（图 7-1-12），使肩台平齐于已被排龈线排

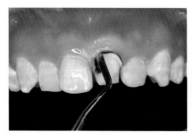

图 7-1-11 用龈线排龈

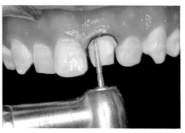

图 7-1-12 肩台预备

开的龈缘，肩台连续、光滑（图7-1-13）。

6. 抛光　使用细颗粒金刚砂车针抛光基牙各面（或专用钨钢精修车针精修肩台和基牙），消除尖锐的点、线角及肩台飞边（图7-1-14）。

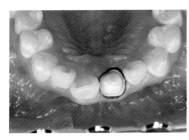
图7-1-13　预备后的肩台

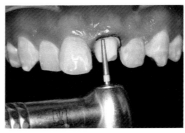
图7-1-14　基牙抛光

下颌第一磨牙金属铸造冠基牙预备：

1. 𬌗面预备　用圆头锥形金刚砂车针沿三角嵴和主发育沟磨出定深沟。功能尖深约1.5mm，非功能尖约1.0mm，并向功能尖斜面延伸（图7-1-15）。沿定深沟均匀磨除牙体组织，使预备体在正中、侧向咬合过程中有1.5mm均匀的间隙（图7-1-16）。

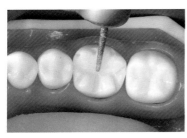
图7-1-15　𬌗面定深沟预备

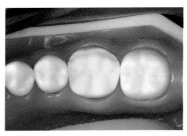
图7-1-16　预备后的𬌗面形态
（包括颊尖）

91

2. 颊舌面预备 使用圆头柱状金刚砂车针沿牙体颊、舌面外形预备，在颈部形成明确的冠边缘界线，使颊、舌面𬌗向汇聚角保持2°～5°（图7-1-17）。

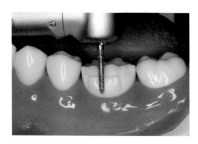

图7-1-17 颊面定深沟预备

3. 邻面预备 使用细锥状车针沿基牙邻面均匀磨除邻面牙体组织，邻面汇聚角2°～5°，避免伤及邻牙（图7-1-18）。

4. 肩台预备 使用圆头柱状车针于颈部预备出宽约0.5～0.8mm宽的凹面肩台，平齐于龈缘，肩台光滑连续（图7-1-19）。

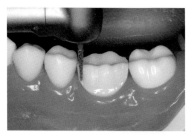

图7-1-18 基牙邻面预备

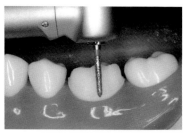

图7-1-19 肩台预备

5. 抛光 使用柱状细颗粒金刚砂车针抛光各轴面（或专用钨钢精修车针），消除倒凹、飞边及尖锐的点、线角（图7-1-20、7-1-21）。

其他类型冠基牙预备特点：

1. 前牙全瓷冠预备 瓷冠牙体预备量比金瓷冠大，唇、

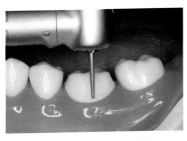

图 7-1-20 基牙抛光

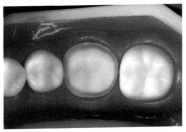

图 7-1-21 预备后的基牙形态

舌面预备量约为 1.5~2.0mm，切缘磨除约 2.0mm。颈部预备出齐龈或略低于龈缘的 90° 肩台，各转角应圆钝、连续、光滑。

2. 后牙金属烤瓷冠预备 后牙金属烤瓷冠预备步骤与金属冠大体相同，但𬌗面应预备出 2.0mm 间隙，肩台形态为齐龈或龈下的 135° 肩台，宽约 1.0mm。

3. 后牙全瓷冠预备 后牙全瓷冠牙体预备量较大，𬌗面应预备出 2.0~2.5mm 间隙，轴面预备量约 2.0mm，颈部设计齐龈的 90° 肩台，宽约 1.0~1.5mm。

【失败原因分析】

1. 全冠松动、脱落

①固位力不足，如轴壁汇聚角度过大，𬌗龈距离过短，修复体不密合；

②粘固失败，如粘固时基牙表面污染，唾液污染，粘固时修复体未就位，粘固剂未凝固，过早行使咀嚼功能。

③𬌗创伤，咬合力过大。

2. 食物嵌塞 邻接关系恢复不良；修复体𬌗面形态不良，无食物排溢通道；轴面形态恢复不良，外展隙过大；𬌗平面与邻牙不一致；邻面边缘悬突。

3. 全冠破裂、折断、崩瓷：患者咬硬物导致崩瓷；殆创伤；基牙预备不足导致修复体厚度不足，强度下降；基牙预备时存在尖锐点、线角导致修复体应力集中。

4. 疼痛 ①过敏性疼痛，多见于活髓牙继发龋、牙龈退缩导致根面暴露、边缘粘固剂溶解脱落；②自发性疼痛，多见于活髓牙预备时保护措施不足，或粘固剂刺激牙髓，导致牙髓炎或根尖炎；③咬合痛，多见于殆创伤，对殆牙异种金属接触产生电流刺激。

5. 龈缘炎或龈乳头炎 牙冠轴壁突度恢复不良，压迫牙龈；食物嵌塞；冠边缘不密合、有悬突；多余粘固剂未能清除干净。

（二）桩冠

【概述】

桩冠是利用铸造桩核或预成桩插入根管内以获得固位力的一种全冠修复体。目前临床上常见的桩核有铸造金属桩核和纤维桩核两种。

【适应证】

1. 牙冠大部缺损，无法充填治疗或全冠修复者。

2. 残根根面达龈下，牙周健康，牙根有足够长度，经龈切除术后能暴露出根面者。

3. 畸形牙没有条件作正畸治疗或非正畸适应证者。

4. 畸形牙直接预备固位形不良者。

【禁忌证】

1. 严重的根尖吸收，骨吸收超过根长 1/3 以上。

2. 根管弯曲且细小者。

3. 有明显尖周感染，根管壁侧穿者。

4. 牙槽骨以下的斜形根折伴牙根松动者。

5. 原桩冠折断，断桩无法取出或取出后根管壁过薄者。

6. 深覆𬌗，咬合紧，牙根长度不足者。

【所需器材】（纤维桩核修复）

检查盘、低速弯机、高速手机、柱状金刚砂车针、金钢砂片、P钻、尺子、树脂刻形器、光固化灯、光固化树脂及配套的粘接系统、35%磷酸凝胶酸蚀剂、纸捻。

【操作步骤】（纤维桩核和铸造桩核为例）

纤维桩核操作步骤：

1. 清理牙体组织 去净残冠上所有的旧有充填体、龋坏组织及薄弱的、无支持的牙体组织，将余留的根面修平整，尽量保留健康的牙体组织，充分暴露根管口（图7-1-22）。

2. 确定桩道长度 根据X线片提示及根管治疗时的根长数据确定桩道的预备长度并标记于P钻上，根尖区留3~5mm牙胶。

3. 桩道预备 使用1#P钻沿牙胶缓慢钻入根管（图7-1-23），至预定长度。按照P钻或桩道成形钻的序号（图7-1-24），从细到粗逐步预备至预定深度，注意间歇磨除和水冷却。

4. 试纤维桩长度 水枪清洁并吹干桩道及牙面，纤维桩置入根管内至预定深度，口外用金刚砂片磨除纤维桩过长部

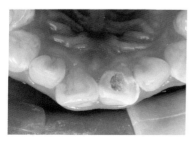

图7-1-22 暴露根管口

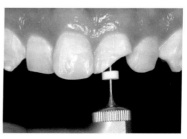

图7-1-23 1#P钻桩道预备

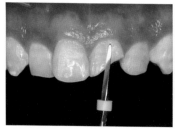
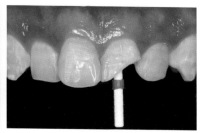

图 7-1-24　成形钻桩道预备　　　　图 7-1-25　试纤维桩

分。也可先粘接纤维桩，在口内用高速金刚砂车针切去过长部分（纤维桩处理参考商品说明书）（图 7-1-25）。

5. 清洁桩道　清洁根管及根面，根管及根面采用磷酸凝胶（35% 磷酸）酸蚀约 30 秒（图 7-1-26），气水枪冲洗吹干，棉卷隔湿，纸捻吸干根管内多余水分（图 7-1-27）。

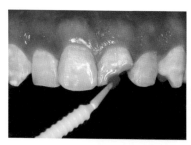
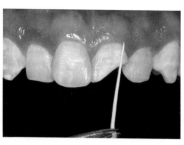

图 7-1-26　酸蚀根管和根面　　　　图 7-1-27　根管内干燥

6. 粘接纤维桩　根管内导入粘接树脂（粘接树脂参考商品说明书），将树脂注射头伸入根管底部，边注入树脂边退出，避免产生气泡（图 7-1-28），置入纤维桩，光固化约 40秒，固化灯头尽量接近桩核及根管口（图 7-1-29）。

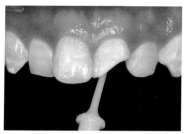

图 7-1-28　根管内导入粘接树脂

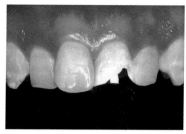

图 7-1-29　光固化粘接

7. 制作树脂核　根面及桩涂布粘接剂约20秒，吹干后光照10秒，光固化树脂堆核，恢复牙齿形态（图7-1-30）。

铸造桩核操作步骤：

1. 桩道预备　同纤维桩第1~3、5；注意桩道光滑无倒凹。

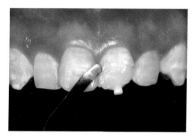

图 7-1-30　树脂核恢复牙体形态

2. 取模　向桩道内注入流动性较强的印模材料，如琼脂或硅橡胶轻体，充满根管并完全覆盖根面。用与琼脂或硅橡胶轻体相应的印模材料取模，检查模型。

【桩核失败原因分析】

1. 牙根折裂　管壁过薄，咬合力过大，根管原有隐裂，治疗及修复过程中未能发现。

2. 桩核折断　桩体材料选择不当，强度不足；桩道预备过细；残根断面平齐牙龈，应力集中，多见于纤维桩修复；患者咬合过紧，侧向𬌗力过大。

3. 桩核脱落　桩道预备过短，导致桩核固位力不足；纤维桩粘接操作过程中不规范，如根面残留水、牙本质残渣、龋坏组织，粘接操作不当，光固化时间不足等；患者𬌗力过大，或调𬌗不足导致咬合创伤。

4. 疼痛及根尖瘘管　桩道预备时将根尖区充填材料推挤出根尖孔导致根尖炎；咬合力过大，咬合创伤；在治疗过程中根面隐裂未能发现，尤以外伤牙多见。

（三）嵌体

【概述】

嵌体是一种嵌入牙体内部，用以恢复牙体缺损的形态和功能的修复体。

【适应证】

牙体缺损时，如经过牙体预备，剩余部分的牙体可以耐受功能状态下的各向𬌗力而不折裂，并能为嵌体提供足够的固位形，则为嵌体修复的适应证，尤其适用于需要恢复牙尖、邻面接触点及咬合重建的情况。

【禁忌证】

青少年恒牙和儿童乳牙，因其髓角位置高，不宜做嵌体，以免损伤牙髓；𬌗面缺损范围小而且表浅，剩余牙体组织厚度不足，固位或抗力差的牙体缺损，不易消除倒凹的窝洞也不宜用嵌体修复。

【所需器材】

检查盘、快机、钨钢裂钻或柱状金刚砂车针、慢机、慢机球钻、充填器、窝洞垫底材料、印模材料、粘固用水门汀材料。

【操作步骤】

1. 去龋　用慢机球钻彻底去除龋坏的牙体组织；近髓部位可用氢氧化钙及玻璃离子垫底。

2. 制备洞形

确定边缘线：应先用咬合纸仔细检查咬合接触关系，以确定嵌体殆面的边缘线位置距正中接触点距离不少于 1mm。

洞形要求：金属嵌体修复时应该在洞缘处做宽约 1～1.5mm 的 45°洞缘斜面，金属嵌体要求峡部宽度大于 1.5mm，咬合面厚度 1.5～2.5mm；洞壁外展角度金属嵌体要求在 6°以内。瓷嵌体或树脂嵌体的边缘采用对接形式，不做洞缘斜面；瓷嵌体殆面最低预备深度不能低于 1.5mm，峡部最小宽度不低于 2mm 或大于牙体颊舌径宽度的二分之一；瓷嵌体外展角度建议在 6°～10°，最大可达到 15°～20°之间；当剩余牙壁组织厚度低于 1.5mm 时，瓷嵌体预备要求预防性的降低牙尖高度。箱形洞缘的龈阶和颊舌壁应在邻面接触区外，龈阶的宽度为 1mm（图 7-1-31）。

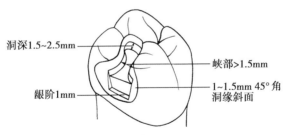

洞深1.5~2.5mm

峡部>1.5mm

龈阶1mm

1~1.5mm 45°角洞缘斜面

图 7-1-31　邻殆面金属嵌体洞形

3. 取模　通常采用硅橡胶材料取模，如龈阶位于龈沟内需排龈。

【失败原因分析】

1. 脱落或继发龋　嵌体修复失败最常见的原因是粘接不良导致的脱落或继发龋。

2. 嵌体碎裂　常见于邻𬌗面转接处，该部位易形成应力集中。应注意将洞形线角圆钝，嵌体峡部保持足够的厚度及宽度。

3. 牙体折裂　多见于死髓牙，死髓牙应采用嵌体冠或高嵌体修复，以减小侧向应力。

4. 基牙邻间隙过大或牙周组织萎缩　嵌体修复后食物嵌塞往往不可避免，这类病例选择应慎重，必要时可改用联冠修复。

（四）贴面

【概述】

贴面修复是采用粘接技术，在保存活髓、少磨牙或不磨牙的情况下，用修复材料直接或间接粘接覆盖，以恢复牙体的正常形态和改善其色泽的一种修复方法。包括在牙面直接堆塑树脂制作的直接贴面，以及通过树脂粘接水门汀将代型上制作的瓷贴面或硬质树脂贴面粘接于牙体组织上的间接贴面修复。目前最常用的是瓷贴面间接修复。

【适应证】

1. 贴面可用于修复前牙及前磨牙釉质发育不良、四环素着色牙、氟斑牙。

2. 畸形牙、过小牙、牙间隙过大、轻度牙列不齐。

3. 邻面广泛浅龋或中龋、不超过冠长 1/3 的切端缺损等。

【禁忌证】

夜磨牙、上颌牙严重唇向倾斜、对刃𬌗或反𬌗牙、下前牙唇面严重磨损无间隙以及死髓牙等。

【所需器材】

检查盘、快机、贴面预备专用金刚砂车针套装、印模材料、粘固用树脂水门汀材料、局麻药物、排龈线、排龈器、脱敏剂。

【操作步骤】

1. 比色　个别牙贴面修复时应与邻牙相协调；多颗前牙美容修复时，可参考患者要求，恢复成较理想的牙色。注意重度四环素牙或氟斑牙在进行贴面修复时需慎重，过深的基牙底色有可能会透过贴面显露出来。

2. 局部浸润麻醉（必要时）　局部消毒，常规麻醉。

3. 基牙预备

唇面预备：用直径 1mm 球形金刚砂车针在基牙唇面的切 1/3、中 1/3、颈 1/3 部分别磨出深度为 0.7mm、0.5mm 和 0.3mm 三条横向引导沟。以引导沟为基准，从颈部到切端分两段预备，从颈部到切端，贴面预备量逐渐增大（图 7-1-32）。

邻面预备：通常邻面只预备轴面转角处，不超过近 / 远中面的 1/2，不破坏牙齿原有的邻接关系（图 7-1-33）；若邻面存在龋坏，应去净龋坏组织，必要时完全打开邻接，用贴面重新恢复邻接关系。

切端预备：切端通常不需要刻意磨短切龈（或 龈）距，将切端尖锐的边角打磨圆钝即可，切端磨切面边缘应止于切面与舌面交界处（图 7-1-34）。

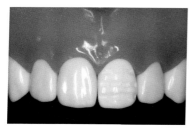

图 7-1-32　唇侧定深沟预备

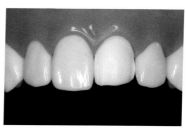

图 7-1-33　邻面预备

边缘形态：用球形车针在平齐颈部形成光滑的浅凹形外形（图 7-1-34）；如果颈部边缘设在龈下，排龈后做颈部边缘预备。

精修：用细粒度金刚砂车针修整磨切面，去除倒凹；去除切端及边缘薄、锐的部分。

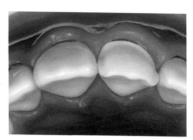

图 7-1-34 切端圆钝、颈缘浅凹状

4. 取模及记录咬合关系 用硅橡胶印模材料取模；记录牙列咬合关系。

5. 暂时修复 贴面预备仅限于釉质范围内时，可不做暂时贴面，仅用脱敏剂处理磨切面即可；如果有部分牙本质暴露或有特别要求时，可制作自凝塑料暂时贴面，然后酸蚀唇面釉质的某几个点，用复合树脂粘接临时贴面。

6. 贴面的粘接 详见"特殊修复体的粘接"。

【失败原因分析】

1. 贴面脱落 原因包括粘接不良、侧向受力过大等。

2. 贴面碎裂 多见于树脂水门汀层存在气泡或患者咬切过硬食物。

3. 牙龈炎 贴面粘接完成后如边缘残留少量树脂水门汀可导致边缘染色或牙龈炎。

（五）排龈，制取印模，记录咬合关系，试戴和粘接固定义齿

排龈

【概述】

排龈是在基牙肩台预备前和取印模前，采用药物性、机械性的手段，让龈缘收缩，使龈沟暴露的技术，目的是让牙颈部

的预备和印模更准确、清晰。

【适应证】

设计龈下肩台的固定修复基牙、边缘到达龈下的Ⅱ、Ⅴ洞缺损修复。

【禁忌证】

对于有心脏疾病的患者，不得使用含肾上腺素的排龈线或排龈膏。

【所需器材】

检查盘、局麻药物、排龈线、排龈器。

【操作步骤】

牙龈组织局部浸润麻醉，将排龈线剪成略长于基牙颈部周长的线段；冲洗龈沟内的唾液和血液，吹干牙龈；排龈线沿基牙邻面滑入邻面龈沟（图7-1-35），使排龈线初步固定；排龈器尖端沿排龈线的相对固定端向游离端旋转，使排龈线进入龈沟，同时配合外翻的力使排龈线水平推开牙龈并固定（图7-1-36）；剪去多余的排龈线，将末端压入牙龈，此时从𬌗面观，应仅能隐约看到排龈线的边缘，排龈线外露部分不超过直径的1/2（图7-1-37）。

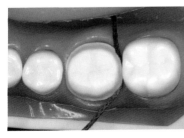

图7-1-35 龈线滑入邻面龈沟

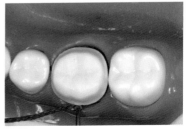

图7-1-36 用排龈器将龈线轻压入龈沟

【注意事项】

1. 龈缘炎症伴有增生、龈沟深度超过 2mm 者，可先做牙龈成形术，待术后 6 周局部牙龈恢复正常后再排龈。

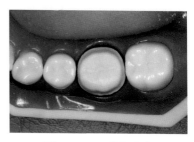

图 7-1-37 排龈完成

2. 排龈时机应选择在基牙初预备后，肩台预备前，尽可能在排龈后 15 分钟内取出排龈线并取模，以免造成牙龈出血甚至不可逆性退缩。

3. 塞入后的排龈线不高出龈缘，线头的一端留在颊面或舌面，方便取出。

制取印模

【所需器材】

检查盘、托盘、印模材料、印模修整刀。

【操作步骤】

一步法硅橡胶制取印模：

1. 选择托盘　托盘要略大于牙弓，其内面与牙弓内外侧约有 3～4mm 间隙，托盘的翼缘不宜超过黏膜皱襞反折线。

2. 调整体位　取上颌印模时，患者张口时上颌牙弓的𬌗平面约与地平面平行，医生应站在患者的右后侧；取下颌印模时，患者张口时下颌牙弓的𬌗平面与地平面平行，医生站在患者的右前方。

3. 混合硅橡胶初印材料　混合硅橡胶初印材料并装入托盘，在基牙部位压出一个与基牙相应大小的凹陷（图 7-1-38）。

4. 清理牙齿牙龈，冲洗龈沟内的唾液和血液，相对吹干牙龈，将硅橡胶终印材料沿龈缘注入一圈（图 7-1-39），然后将终印材料注满托盘中初印的基牙凹陷内（图 7-1-40）。

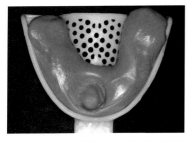
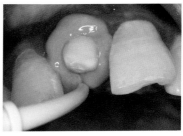

图 7-1-38 硅橡胶相对应的基牙 部位压一凹陷

图 7-1-39 硅橡胶终印材料沿龈 缘注入一圈

5. 患者口内放置托盘 嘱患者大张口并放松口唇肌肉，用口镜牵拉患者口角，将装有硅橡胶印模材料的托盘引入口内，沿由后至前的方向加压就位。

6. 保持托盘压力稳定 保持托盘的稳定，等待印模材料凝固（按商品说明）。

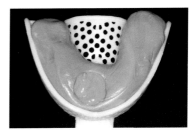

7. 取出托盘 双手示指扶托盘侧缘，轻轻取下托盘；如遇印模吸附紧密，难以取下，可以用气枪吹少许空气或水入印模边缘，托盘即容易取下。

图 7-1-40 终印材料注满基牙 凹陷内

8. 检查印模 要求工作区完整、无气泡，基牙颈缘清晰并有连续的飞边；非工作区至少保持𬌗面完整（图7-1-41）。

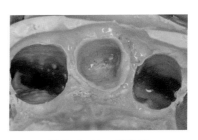

图 7-1-41 终印模

105

注：如使用藻酸盐印模材料制取印模，方法与一步法硅橡胶取印模相似，但应使用精细程度较高的琼脂印模材料沿基牙龈缘注入一圈，以保证基牙肩台清晰。

两步法取印模：

1. 取初模　第1~3,5步同上；混合硅橡胶初印材料，制取初印模，注意此时不取出排龈线。

2. 修整初模　用修整刀修去初印模中基牙周边1~2mm的印模材料，以及阻碍印模二次复位的倒凹部分及邻间隙（图7-1-42）。

3. 试戴初印模　将初印模在患者口内试复位，如复位不完全需进一步修整初印模。

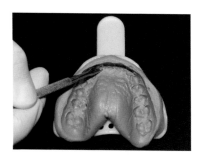

图7-1-42　修整后的初模

4. 清理牙齿牙龈　取出基牙周围的排龈线，冲洗龈沟内的唾液和血液，相对吹干牙龈；在基牙龈缘周围注入硅橡胶终印模材料一圈（图7-1-43）。

5. 取终印模　初印模中添加硅橡胶终印模材料，要求修整过的基牙窝充满终

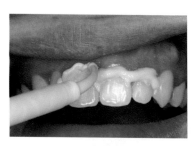

图7-1-43　基牙龈缘周围注入硅橡胶终印材料

印模材料，非工作区仅在𬌗面部位添加少量终印模材料（图7-1-44）。将托盘在牙列上加压就位，待终印模材料完全结固后取出，检查印模（图7-1-45）。

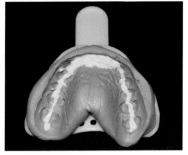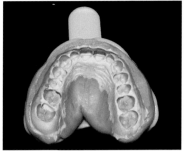

图 7-1-44 初印模中添加硅橡胶 　　图 7-1-45 终印模
　　　　　终印材料

咬合关系记录

蜡记录法：

【所需器材】

检查盘、蜡片或蜡条、酒精灯。

【操作步骤】

1. 将蜡片烤软叠 1～2 层成为宽约 1cm 蜡条。

2. 将蜡条置于患者口内下颌工作区基牙的𬌗面上，嘱其作正中𬌗位咬合，校正无误后用气水枪喷雾使蜡条冷却变硬。

3. 从口内取出蜡后放在模型上，对好上下颌模型，即可获得正确的颌位关系。

硅橡胶咬合记录法：

【所需器材】

检查盘、硅橡胶咬合记录材料。

【操作步骤】

1. 嘱患者做正中颌位咬合，校正无误。

2. 将硅橡胶咬合记录材料混合并注射入基牙𬌗面间隙或缺牙区。

3. 待记录材料完全结固后取出，对好上下颌模型。

𬌗堤记录法：

详见全口义齿部分。

试戴、调整固定义齿

【所需器材】

检查盘、厚咬合纸、薄咬合纸、适合度检查剂、直机、绿砂石磨头或长柄金刚砂磨头、抛光工具。

【操作步骤】

1. 检查基牙　检查基牙状态，去除基牙表面附着的暂时粘固材料及异物。

2. 调整就位

（1）固定修复体就位的标志：冠的龈边缘到达设计位置，冠边缘与肩台牙体组织衔接光滑紧密，冠在基牙上就位后稳定无翘动。

（2）邻接阻碍的排除：可以使用薄咬合纸检查邻接，将薄咬合纸置于邻接区并将冠就位，然后将薄咬合纸向𬌗面或颊面拉出，如薄咬合纸不能拉出或拉出时破损，则表明邻接过紧，应对薄咬合纸指示出的过紧邻接点进行调磨；如薄咬合纸可以轻松通过邻面接触区则表明邻接过松。

（3）冠内阻碍点的排除：使用指示剂均匀涂布在冠内面（如 fit checker），将冠戴入基牙用手指按压，然后取下观察，冠内面暴露的区域为阻碍点；选用大小、形状合适的钻针调磨阻碍点，然后戴入观察。反复操作直到人造冠完全就位。

3. 检查固位　设计合理制作良好的冠桥在试𬌗时医生能够感觉到固位力的存在；如果用拇指和示指使冠桥脱位时手指没有任何受阻的感觉，应考虑重新设计制作，增加固位形，提高固位力。

4. 调𬌗　让患者自然咬至牙尖交错位，使用咬合纸映衬出咬合高点并磨除，直至上下颌牙列𬌗面完全接触；而后嘱患者进行侧方及前伸咬合，磨除早接触点。注意对瓷面调磨时应使用慢速直机配合形状规则的砂石或金刚砂车针进行，不得使用快机调磨，以免造成崩瓷。

5. 外形修整　调磨修复体外形，使其形态、大小尽量与对侧同名牙一致，与邻牙协调；恢复正常的各外展隙和邻间隙。

6. 调整桥底　当桥底压迫牙槽嵴顶黏膜使其变白时，调磨桥底压迫点。

7. 修整冠边缘　将过厚的冠边缘调磨至肩台的厚度，避免压迫牙龈或在肩台处形成台阶。

8. 抛光、上釉　使用含金刚砂的橡皮轮、橡皮杯或专用抛光工具套装进行抛光，消除应力集中点并使表面光滑；有条件时，应对磨改过的瓷修复体上釉；瓷面色彩与邻牙不协调时可采用外染色的方法弥补；邻牙的特殊条纹和斑点必要时也可以采用外染色的方法在瓷面上模拟。

粘固固定义齿

常规金属 / 金属烤瓷冠桥的粘固：

【水门汀种类选择】

通常活髓牙采用聚羧酸锌水门汀粘固；死髓牙采用玻璃离子水门汀或磷酸锌水门汀粘固。

【所需器材】

检查盘、粘固用水门汀。

【操作步骤】

1. 清洗修复体　75% 酒精消毒。

2. 清洁基牙　气枪轻吹使其干燥并隔湿。

3. 调拌水门汀材料　常以调拌好的材料可以用调刀从玻

板上拉出 10mm 而不中断为
标准（图 7-1-46）。

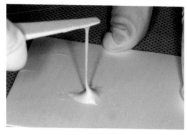

图 7-1-46 调拌水门汀

4. **涂抹水门汀** 将水
门汀材料均匀涂布在冠的内
壁，加压使修复体在基牙上
完全就位，并嘱患者保持牙
尖交错位咬合。

5. **去除多余水门汀** 待
水门汀材料初步结固时，用探针去净溢出的水门汀材料，邻接
区等探针不能触及的部位可用牙线清洁。

6. **检查咬合** 再次检查修复体就位及咬合。

特殊修复体的粘接：

【水门汀种类选择】

全瓷修复体（冠、桥、贴面、嵌体等）、硬质树脂间接修
复体等通常使用树脂水门汀及其配套材料进行粘接。若金属/
金属烤瓷冠桥固位力较差，需要依靠粘接力提高固位效果时，
也可以使用树脂水门汀粘接。

【所需器材】

检查盘、树脂水门汀套装（含粘接剂、树脂水门汀、HF
蚀刻剂、化学偶联剂等）、磷酸酸蚀剂、光固化灯。

【操作步骤】

1. **修复体粘接面酸蚀** 试戴完成后，使用磷酸凝胶酸蚀
修复体粘接面约 5～10 秒，然后彻底冲洗，以去除粘接面表面
油污等，便于粘接。注意当瓷修复体脱落重粘或粘接面进行
了大面积调磨时，需采用 2%～5% HF 酸蚀处理修复体粘接面
30～60 秒，然后彻底冲洗，使其粗糙化、清洁化。

2. **修复体粘接面化学偶联剂处理** 将树脂水门汀套装

中的化学偶联剂（或瓷处理剂）均匀涂抹在修复体粘接面上，1分钟后吹干。贵金属修复体粘接面需使用专用偶联剂处理。

3. 牙面处理　当基牙粘接面位于釉质或牙本质浅层时，使用磷酸凝胶酸蚀牙面30秒，涂光固化粘接剂，20秒后气枪吹匀，光照固化10秒；当基牙粘接面达到牙本质中层或更深时，清洁牙面，使用自酸蚀粘接剂处理牙面20秒，气枪吹5秒，使溶剂完全挥发，光照固化10秒。

4. 涂抹树脂水门汀　按照使用说明要求，将树脂水门汀均匀涂抹在修复体粘接面上，避免气泡存留。

5. 修复体就位　将涂有树脂水门汀的修复体在基牙上轻压就位，光照约5秒使溢出的树脂水门汀初步结固，并去除溢出的树脂。

6. 光照　从唇面、舌面等多个方向对修复体进行照射40~80秒，使树脂水门汀完全固化。

7. 检查咬合　再次检查修复体就位及咬合，使用专用锯或金属成形片清除邻接面的树脂水门汀。

【失败原因分析】

修复体脱落：①粘接面处理不当是导致粘接修复体脱落最主要的原因。粘接面处理包括表面粗糙化处理和偶联剂化学处理，必须严格按照材料的使用说明进行操作。②树脂水门汀固化不充分也是导致修复体脱落的常见原因。由于修复体的阻挡，树脂水门汀无法直接接触到固化光。对于全瓷等半透明修复体，可将光照时间延长100%，从𬌗面、侧面等多个方向照射，以确保树脂水门汀完全固化；对于不透明修复体，在树脂水门汀化学固化完成前应避免修复体受力。

二、可摘局部义齿修复

【适应证】

1. 各种牙列缺损。

2. 牙列缺损伴有牙槽骨、颌骨或软组织缺损。

3. 各种过渡性义齿。

4. 对于基牙或余留牙松动不超过Ⅱ度，牙槽骨吸收不超过1/2者，修复牙列缺损的同时可固定松动牙形成可摘义齿式夹板。

5. 牙𬌗面重度磨损或多个牙缺失等原因造成咬合垂直距离过低，需恢复垂直距离者。

6. 不接受或不能耐受制作固定义齿所必需的牙体组织磨切者。

7. 要求拔牙后即刻戴牙或因其他特殊需要制作即刻义齿、化妆义齿者。

8. 年老体弱、全身健康条件不允许作固定义齿修复者。

【禁忌证】

1. 缺牙间隙过小或𬌗龈距过低，致义齿强度不足者。

2. 生活不能自理，对可摘局部义齿不便摘戴、保管、清洁，或有误吞义齿危险的患者。

3. 对义齿材料过敏或对义齿异物感明显又无法克服者。

4. 严重的牙体、牙周或黏膜病变未得到有效治疗控制者。

【可摘局部义齿分类】

1. 可摘局部义齿 Kennedy 分类 Kennedy 分类是根据牙列缺损所在部位及其与存留天然牙齿的关系进行的分类，分为以下四大类（图 7-2-1），除第Ⅳ类外，其他三类还分有亚类，Kennedy 分类描述了缺牙间隙所在部位，简单易记忆，是目前国内外应用最普遍的一种方法。但此类方法不能反映义齿的支持、固位和大体结构等信息，有一定的局限性。

　　Kennedy Ⅰ型分类：双侧游离鞍基。

　　Kennedy Ⅱ型分类：单侧游离鞍基。

　　Kennedy Ⅲ型分类：单侧鞍基前后有牙。

　　Kennedy Ⅳ型分类：牙弓前部鞍基并跨过中线，鞍基远中有牙。

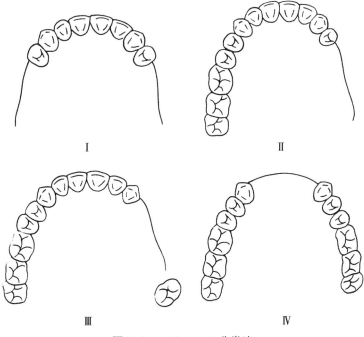

图 7-2-1　Kennedy 分类法

　　Ⅰ：Kennedy Ⅰ型分类

　　Ⅱ：Kennedy Ⅱ型分类

　　Ⅲ：Kennedy Ⅲ型分类

　　Ⅳ：Kennedy Ⅳ型分类

　　2. 可摘局部义齿六类分类法和常规设计方案　可摘局部义齿王征寿六类分类法是根据义齿设计形式及缺牙部位和缺隙数目来划分，共分为六类（图7-2-2），以三位数字来命名，即百位数代表分类类别，十位数代表实际卡环数，个位数代表除决定分类的主要缺牙区以外附加的缺隙数量。对于前后均有缺牙，分类发生矛盾的情况，以后缺隙为主。连续的前后缺失，基牙均在缺牙的远中，归为第四类。这种分类方法的优点在于便于临床记录、医技交流及计算费用，比较适合临床使用。

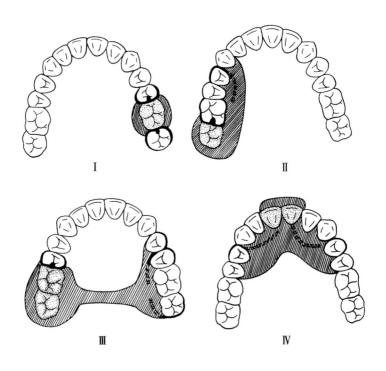

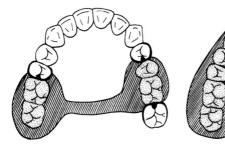
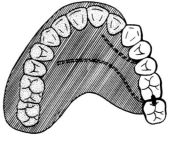

V   VI

图 7-2-2   王征寿分类法

Ⅰ：第一类   Ⅱ：第二类   Ⅲ：第三类
Ⅳ：第四类   Ⅴ：第五类   Ⅵ：第六类

第一类：牙弓一侧后牙缺失，其前后都设有基牙，义齿不与牙弓对侧相连。

这种情况常规设计为120# 义齿（图7-2-3）。

若邻缺隙基牙条件差时，可增加一个基牙，设计为130# 义齿（图7-2-4A）。

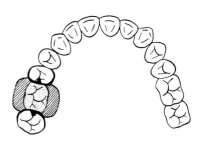

图 7-2-3   120# 义齿

缺牙间隙小，应尽量减少缺隙区支架，如将正型卡环改为间隙卡环或铸造卡环以减小卡环连接体进入缺牙间隙，防止义齿因支架过多、塑料不足而发生折裂。对于缺牙区𬌗龈距过低的患者，可设计金属网状加强、金属𬌗面，或义齿整体铸造，以防止义齿折裂（图7-2-4B）。

第二类：牙弓一侧后牙缺失，基牙仅设在缺隙的一端，义齿不与牙弓对侧相连。

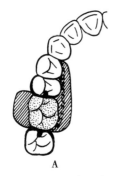
A

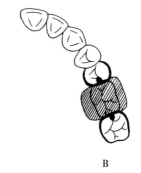
B

图 7-2-4A　130$^\#$ 活动义齿　　　图 7-2-4B　整体铸造 120$^\#$ 义齿

单侧一个后牙游离缺失，设计 220$^\#$ 义齿（图 7-2-5）。

1~2 个双侧后牙游离端缺失，常规选择 2 个基牙，单侧设计 220$^\#$ 义齿，这种设计提高了义齿的舒适性（图 7-2-6）；也可双侧通过腭杆相连，设计 540$^\#$ 义齿，这种设计更加稳定（图 7-2-7）。

第一前磨牙缺失，间隙较小、𬌗力较小的情况下，为美观起见，尖牙上不设置卡环，可设计 220$^\#$ 义齿，卡环位于缺隙的远中（图 7-2-8）。

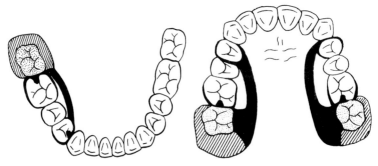

图 7-2-5　220$^\#$ 义齿　　　图 7-2-6　双侧均为 220$^\#$ 义齿

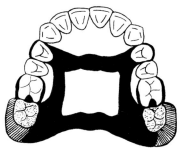

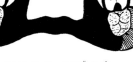

图 7-2-7 540# 义齿

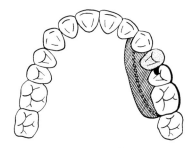

图 7-2-8 220# 义齿

第三类 牙弓一侧后牙缺失，义齿与牙弓对侧（非缺牙区）相连。

义齿为牙与黏膜共同支持形式，一般设计 330# 或 340# 义齿，牙弓对侧设置直接固位体，两侧用腭杆（上颌）、舌杆或舌板（下颌）或基托相连。第三类义齿可酌情采用下列设计方式：

上颌：

14、15、16、17 缺失，设计 330# 义齿，通过前后侧腭杆联合连接，这种设计形成一个长方形的框架，不会发生弯曲变形，具有较好的强度（图 7-2-9）。

14、15、16、17 缺失，设计 330# 义齿，通过单个宽腭杆连接，单个宽腭杆一般制作成非平面式，既能保持足够的刚性，也不会过厚干扰舌体（图 7-2-10）。

14、15、16、17 缺失，设计 330# 义齿，通过单个前腭杆连接，单个腭杆的设计应用最为广泛，因其体积小，舒适度好而较易为患者接受，但应用过程中一定要注意到保证足够的刚性以跨牙弓分散应力且不能过厚而干扰舌体（图 7-2-11）。

14、15、16、17 缺失，设计 340# 义齿，通过单个宽腭杆连接（非游离端）（图 7-2-12）。

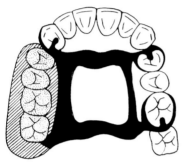

图 7-2-9　前后腭杆 330# 义齿

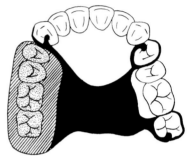

图 7-2-10　宽腭杆 330# 义齿

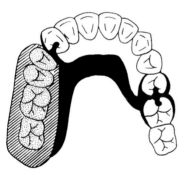

图 7-2-11　单（前）腭杆
330# 义齿

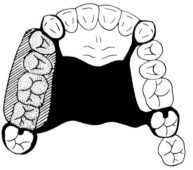

图 7-2-12　340# 义齿

下颌：

45、46、47 缺失，设计 330# 义齿，通过舌杆连接两侧塑料基板（图 7-2-13），对于舌系带过高或舌杆应用空间不足的患者，可考虑应用舌板（马蹄形塑料或金属基板）设计。另外，舌板还可以对牙周状况不佳的余留牙起到一定的夹板作用。

35、36、37缺失，设计330[#]义齿，通过舌杆连接，舌杆截面呈半梨形，上缘向软组织移行，可以减少对舌的干扰，更容易为患者接受（图7-2-14）。

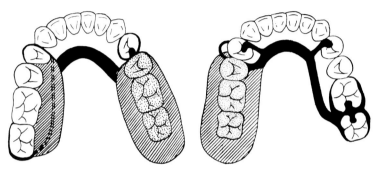

图 7-2-13　330[#]义齿　　　　图 7-2-14　330[#]义齿

第四类：缺牙区在牙弓两侧基牙的前方，主要为前牙缺失的义齿。

单个前牙缺失，常规选择2个基牙，基牙常为第一前磨牙，设计420[#]义齿（图7-2-15），人工牙排列可采用口内排牙法，保持与相邻的天然牙协调、对称，颜色一致。

前牙缺失较多者，增加基牙，增加之基牙一般位于缺牙多的一侧。可设计430[#]义齿（图7-2-16）。

缺牙多、邻近基牙固位不足时，可向远中延长基托，增加基牙（图7-2-17）。

第五类：牙弓两侧后牙缺失，义齿两侧相连成一整体。

义齿为牙与黏膜共同支持形式，应根据具体缺牙情况选择基牙，义齿两侧用腭杆（上颌）、舌杆或舌板（下颌）或基托相连。对于各类不同连接体设计的优缺点，可参照第三类义齿。第五类义齿可酌情采用下列设计方式：

上颌：

16、17、25、26、27缺失，设计540#义齿，通过单个宽腭杆连接，对于游离端义齿，基牙上常设计RPI、RPA卡环组（图7-2-18）。

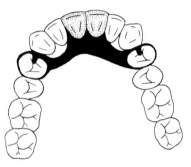

图7-2-15　420#义齿

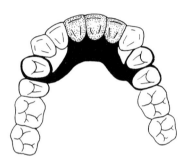

图7-2-16　430#义齿

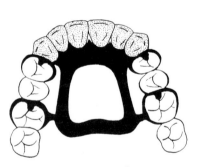

图7-2-17　440#义齿

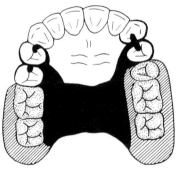

图7-2-18　540#义齿

11、12、13、16、17、21、22、25、26、27缺失，设计541#义齿，通过前后侧腭杆连接（图7-2-19）。

11、16、17、21、25、26 缺失，设计 541# 义齿，通过腭板连接（图 7-2-20）。

14、15、16、25、26、27 缺失，设计 540# 义齿，通过单个宽腭杆连接（图 7-2-21）。

14、16、17、21、24、25、26、27 缺失，设计 532# 义齿，通过前后侧腭杆连接（图 7-2-22）。

14、15、16、24、25、26 缺失，设计 540# 义齿，通过前腭板后侧腭杆联合应用连接，前腭板覆盖舌隆突，起到牙支持

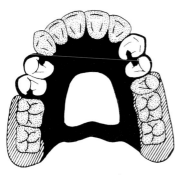

图 7-2-19　541# 义齿

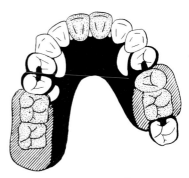

图 7-2-20　541# 义齿

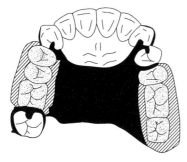

图 7-2-21　540# 义齿

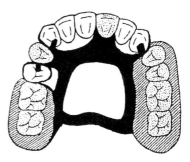

图 7-2-22　532# 义齿

作用。空开腭皱襞，舒适度显著提升（图 7-2-23）。

12、13、16、17、22、24、25 缺失，设计 552# 义齿，通过前腭板连接（图 7-2-24）。

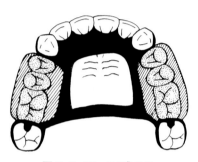
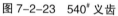

图 7-2-23　540# 义齿

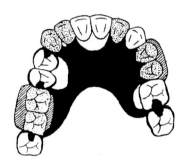

图 7-2-24　552# 义齿

下颌：

31、34、35、36、37、41、44、45、46、47 缺失，设计 521# 义齿，33、43 放置舌隆突支托，通过舌杆连接。对于双侧后牙缺失较多、余留前牙条件差患者，可在下颌尖牙上设舌隆突支托及唇侧低位卡环（图 7-2-25）。

36、37、46、47 缺失，设计 540# 义齿，通过舌板连接（图 7-2-26）。

36、37、46、47 缺失，设计 540# 义齿，通过舌杆连接，对于后牙缺失较多的患者，可在前牙区应设置舌隆突支托、切钩等间接固位体，以防止游离端义齿发生下沉、翘起等不稳定现象（图 7-2-27）。

36、37、47 缺失，设计 540# 义齿，通过舌杆连接（图 7-2-28）。

31、32、34、35、36、37、41、42、46、47 缺失，设计 541# 义齿，通过舌板连接（图 7-2-29）。

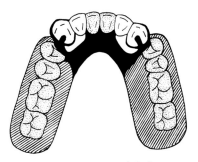

图 7-2-25 521# 义齿

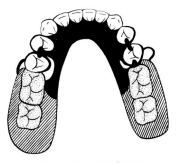

图 7-2-26 540# 义齿

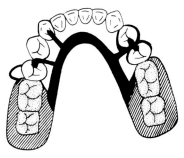

图 7-2-27 540# 义齿

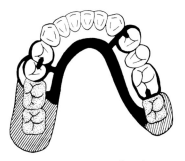

图 7-2-28 540# 义齿

36、37、46缺失，设计540#义齿，通过舌杆连接（图7-2-30）。

31、32、34、35、36、41、42、44、45、46缺失，设计541#义齿，通过舌侧基板连接（图7-2-31）。

第六类：牙弓一侧大部分或全部牙缺失，基牙全部

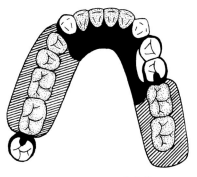

图 7-2-29 541# 义齿

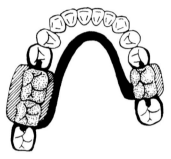

图 7-2-30 540# 义齿

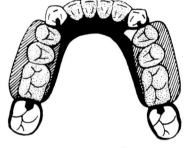

图 7-2-31 541# 义齿

在牙弓另一侧，且基牙侧亦可伴有牙缺失。

　　第六类义齿设计，尽量利用牙弓对侧基牙。若余留牙条件差，则用基托相连，提高义齿的固位、稳定功能。若口内仅存个别牙，尤其是存在一定程度的松动时，可不设𬌗支托，设计成无卡环全基托黏膜支持的义齿（图 7-2-32）。

　　【所需器材】

　　1. 检查器械　检查盘、口镜、探针、镊子。

　　2. 牙体预备　快机、锥状车针、柱状车针、杵状车针、火焰状车针、抛光车针、橡皮轮、刃状橡皮轮。

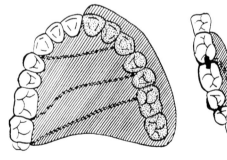
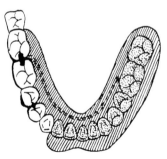

图 7-2-32 640# 义齿

3. 制取印模　托盘、印模材料。

4. 记录𬌗关系上𬌗架　蜡片、软蜡条、𬌗架、模型观测仪、人造石、调拌刀。

5. 义齿调磨　慢机、小柱状砂石、红蓝咬合纸、印蓝纸、小棉签、龙胆紫。

【操作步骤】

1. 口腔检查　对口内余留牙齿，软组织和缺牙区做全面的检查，完成所需牙体治疗，改善口腔卫生状况，进行必要的牙周治疗或软、硬组织修整。

2. 取初印模　参见全口义齿初印模制取。

3. 记录𬌗关系

（1）在模型上利用余留牙确定上下颌牙的𬌗关系：如缺牙不多，余留牙的上下𬌗关系正常。只要将上下颌模型相对咬合，即能看清楚上下颌牙的正确位置关系。

（2）利用蜡或硅橡胶咬合记录法确定上下𬌗关系：参见固定义齿咬合关系记录。

（3）利用𬌗堤记录上下𬌗关系：单侧或双侧游离端缺失，每侧缺失 2 个牙以上，或者上下牙列所缺失的牙无对𬌗牙者，但仍有余留牙维持上下颌的垂直距离时，可以在模型上制作暂基托和𬌗堤，放入患者口中嘱其作正中𬌗位咬合，取出𬌗堤记录放回到模型上，依照𬌗堤提供的咬合印迹，对准上下颌模型，即可取得正确的𬌗关系。

4. 上𬌗架设计义齿

（1）上𬌗架：用水浸泡模型后，将上下颌模型和𬌗记录固定在一起，调拌石膏将模型固定在𬌗架上，先固定下颌，后固定上颌、中线对准切导针，𬌗平面对准下刻线，前后正对𬌗架的架环。如果设计为整铸支架的可摘局部义齿，则先保留蜡𬌗记录，待整铸支架完成后再上𬌗架制作义齿。

（2）画导线，确定就位道，确定可以用于义齿固位的倒凹和需要封闭的倒凹。

（3）勾画鞍基轮廓，设计支托、固位体、连接体。

5. 评估义齿设计并根据设计做牙体组织预备

（1）基牙和余留牙的调磨：

①调磨伸长或下垂的牙，以及尖锐牙尖，使之恢复正常的𬌗平面和𬌗曲线；

②修整影响可摘局部义齿就位的倾斜基牙牙冠轴面；

③适当调改基牙的邻颊或邻舌线角，避免卡环肩部的位置过高影响咬合；

④如前牙缺失伴深覆𬌗，无足够基托间隙，调改下前牙切缘，以留出间隙放置基托。

（2）支托凹的预备：

①后牙𬌗支托凹预备：

铸造支托凹：用杵状车针或火焰状车针在基牙釉质上预备圆三角形或匙形支托凹，其长度约为磨牙的 1/4 或前磨牙的 1/3 近远中径，宽度应为磨牙的 1/3 或前磨牙的 1/2 颊舌径，厚度为 1~1.5mm。

②前牙支托凹的预备：

尖牙支托凹：以舌隆突最高点为中心，在舌隆突唇侧预备弧形支托凹；或以舌隆突为中心，预备成圆环形，深度 1.5mm、宽度为 1.5~2mm。支托凹尽可能和牙长轴垂直，用抛光车针完成最后磨光；切支托凹：位于切角和切缘上，切支托凹宽约 2.5mm，深约 1~1.5mm，线角圆钝。

（3）隙卡沟的预备：

用锥形或细柱状车针沿相邻两牙颊、舌方向和近远中方向移动磨切两牙的釉质，但注意不要破坏两个相邻牙的接触点，以免形成楔状力使基牙移动。铸造卡环隙一般不少于1.5mm；弯制卡环隙一般在1mm，修整沟底，使与卡环外形一致。最后用刃状橡皮轮或抛光车针磨光隙卡沟和对殆牙尖。

6. 制取二次印模　参见全口义齿取二次印模。

7. 确定殆关系并上殆架　参见第3，4步。

8. 试戴　必要时义齿试排牙并在口中试戴，或试戴支架，不密合处要加以调整。

9. 戴牙　戴义齿时应按义齿设计的就位道方向试戴，轻轻施以压力，观察其能否顺利就位。如有阻力，应分析原因，可对卡环、支托、基托、人工牙等予以轻微修改，若修改后仍不能就位者需重新制作。

【义齿戴入后可能出现的问题及处理】

1. 疼痛　①基牙疼痛，常见于咬合过高，特别是咬到过高的金属支架，例如殆支托、卡环体或金属基托等，可作调殆处理，必要时也可将对殆牙尖或切缘稍加磨改；②软组织疼痛，可用小棉签蘸甲紫标在疼痛区，戴上义齿，将疼痛部分衬印在基板上，再以小磨石加以修改。在硬区、骨性隆突、牙龈缘、系带等处缓冲不够而造成的局部疼痛、溃疡，应查清疼痛部位，在基托相应处进行缓冲处理。

2. 义齿摘戴困难　卡环过紧、基托紧贴牙面，倒凹区基托缓冲不够。患者没有掌握义齿摘戴方向和方法，都可造成义齿摘戴困难，需调改卡环，磨改基托，教会患者如何摘戴义齿。

3. 咬颊黏膜、咬舌　咬颊多由于上下颌后牙的覆盖过小，或由于缺牙后，颊部软组织向内凹陷，应加大后牙覆盖，调磨过锐的牙尖，加厚基托推开颊肌。咬舌多因下颌后牙排列偏向舌侧或因𬌗面过低造成。可适当升高下颌𬌗平面，磨改下颌人工牙的舌面或重排后牙。

4. 咀嚼肌和颞下颌关节不适　由于垂直距离恢复得过低或过高，改变了咀嚼肌张力和颞下颌关节正常状态，患者常感到肌疲劳、酸痛和张口受限等颞下颌关节症状。可通过加高或降低垂直距离和调𬌗来解决。

三、全口义齿修复

【概述】

为牙列缺失患者制作的义齿称全口义齿。

【所需器材】

1. 检查器械　检查盘（口镜、探针、镊子），垂直距离测量尺，龙胆紫，红蓝咬合纸，印蓝纸，小棉签。

2. 取模　托盘，印模材料，边缘整塑蜡或膏，调拌刀，人造石。

3. 记录颌关系：蜡片，软蜡条，𬌗架，小柱状砂石。

4. 个别托盘、基托制作　自凝塑料，喷灯，酒精灯，曲别针，弯丝钳，蜡刀。

5. 排牙　排牙磨头，电蜡勺。

6. 调磨　慢机，绿砂石磨头，白矾石磨头，排牙磨头，布轮。

【操作步骤】

1. 取初印模

（1）选择托盘：根据患者的颌弓形状，牙槽嵴的宽度、高度及腭顶高度来选择托盘。上颌托盘的宽度应比上颌牙槽嵴宽 2~3mm，周围边缘高度应离开黏膜皱襞约 2mm，唇颊系带处应呈切迹，托盘长度需盖过两侧翼上颌切迹，后缘应超过颤动线 3~4mm。下颌托盘的高度和宽度的选择与上颌托盘选择相同，其长度应盖过磨牙后垫。选用的成品托盘，如边缘不合适，可根据口腔具体情况，适当地加以修改。若牙槽嵴特别高大，成品托盘边缘的高度不够时，可用蜡片或印模膏加高托盘边缘（图7-3-1、7-3-2）。

（2）印模材料的选择：藻酸盐类弹性印模材料。

（3）制取印模：①调整体位：一般采取咬合平面与地面平行的体位，高度与医生心脏水平。患者处于最放松舒适的位置。取上颌印模时，张口时上颌牙弓的𬌗平面约与地平面平行。取下颌印模时，张口时下颌牙弓的𬌗平面与地平面平行。②制取印模：将调好的印模材料放入选好的托盘内。取上颌印模时，用左手持口镜牵拉患者左侧口角，可先在有倒凹和较高的颊间隙区、上颌结节区、高穹隆的硬腭上用手指迅速放置适量的印模材料（在下颌则放在舌间隙区），然后右手持托盘较快地从左侧口角斜向旋转放入口内，使托盘的后部先就位，前部后就位，这样可使过多印模材料由前部排出，托盘柄要对准面部中线。同时要确保唇部自然地覆盖在托盘上，也可以将托

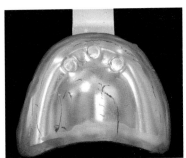 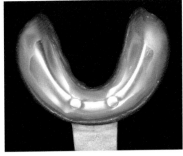

图7-3-1　用蜡片修改上颌成品托盘　图7-3-2　用蜡片修改下颌成品托盘

盘由前向后轻轻加压，使印模材料由后部软腭处排出。在印模材料尚未硬固前，在保持托盘固定不动的情况下，分双侧后颊区、双侧前颊区和唇区五区进行肌功能修整。肌功能修整完毕，保持托盘静置不动数分钟，印模料结固后取出托盘。如遇托盘吸附紧密，难以取下，可以用气枪吹少许空气入托盘边缘，托盘即容易取下。制取下颌印模做法相同，但在主动修整时切勿过分用力抬高舌尖甚至伸出口外。

（4）检查印模：印模边缘圆钝，厚度为 2～3mm。上颌后缘的两侧要盖过上颌结节到翼上颌切迹，后缘的伸展与后颤动线（或腭小凹后 2mm）一致（图 7-3-3）。

下颌后缘盖过磨牙后垫约 6mm，远中舌侧边缘向远中伸展到下颌舌骨后间隙，下缘跨过下颌舌骨嵴，不应妨碍口底和舌运动（图 7-3-4）。

2. 制作个别托盘

（1）用自凝塑料制作个别托盘：取初印模后灌注石膏模型，在模型上用变色铅笔画出个别托盘的范围。在前庭的最深处与牙槽嵴之间画出边缘，如石膏模型红色线部分。个别托盘边缘比预先取的功能边缘短 1～2mm，如石膏模型蓝色线部

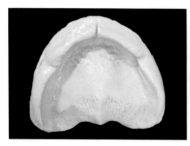 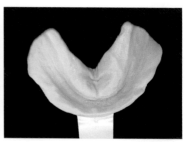

图 7-3-3　藻酸盐制取上颌初印模　图 7-3-4　藻酸盐制取下颌初印模

分。唇、颊、舌系带处要留出足够的空间，以不妨碍边缘整塑时的自由活动。后堤区要放在软腭处超过颤动线 2~3mm，以保证能正确地取出该处的印模。下颌个别托盘应包括磨牙后垫及颌舌骨线。画出边缘线后，适当地填倒凹，如石膏模型上红蜡填充部分（图 7-3-5、7-3-6）。模型上涂分离剂（图 7-3-7、7-3-8），然后调拌自凝塑料材料，均匀涂布，个别托盘 2~3mm 厚即可，待其硬固，取下，制作手柄，手柄的安放要垂直于牙槽嵴，不能对上下唇起支撑作用。若用光固化塑料膜制作托盘，将预成膜按压在模型上，去除多余材料，在光固化灯箱内照射，硬固即可，沿画线标记修整个别托盘边缘

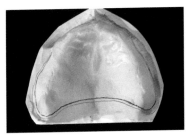

图 7-3-5　上颌初模标记线及
　　　　　填倒凹

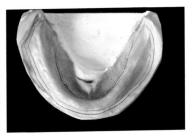

图 7-3-6　下颌初模标记线及
　　　　　填倒凹

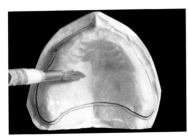

图 7-3-7　上颌模型上涂分离剂

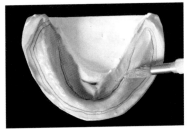

图 7-3-8　下颌模型上涂分离剂

（图 7-3-9、7-3-10）。在个别托盘的上颌硬区、切牙乳突部位及牙槽嵴顶处可打孔，以便多余的二次衬印材料流出，以免对组织造成过大压力。

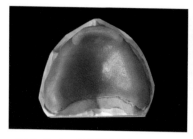

图 7-3-9　光固化材料制作上颌个别托盘

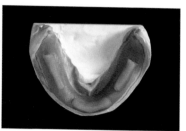

图 7-3-10　光固化材料制作下颌个别托盘

（2）试用个别托盘：个别托盘边缘不能妨碍唇、颊、舌的正常运动；将做好的个别托盘放入口内，在唇、颊、舌活动时，托盘位置保持不动，则认为托盘合适（图 7-3-11）。

3. 取终印模

（1）边缘整塑：加热边

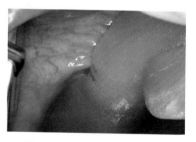

图 7-3-11　托盘边缘不妨碍系带运动

缘整塑蜡或用边缘整塑印模膏（图 7-3-12），分段加在个别托盘边缘上（图 7-3-13、7-3-14），上颌一般依次分为唇侧区、左右颊侧区和后堤区，逐段放入口内，用手指轻轻按压相应的颊部，进行肌功能修整。上颌后堤区要在个别托盘后缘放上烤软的约 5mm 宽烤软边缘蜡（图 7-3-15），放入患者口内原有

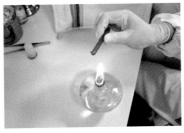

图 7-3-12 用酒精灯烤软边缘蜡

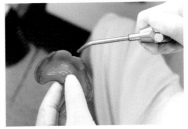

图 7-3-13 上颌边缘封闭蜡放置

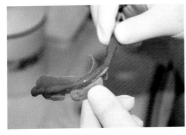

图 7-3-14 下颌边缘封闭蜡放置

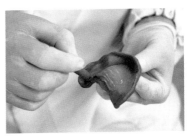

图 7-3-15 上颌后堤区放置烤软
边缘蜡

位置，加压软化的蜡推软腭向上形成后堤，至此完成上颌全部边缘封闭，修除个别托盘组织侧多余的边缘蜡（图 7-3-16、7-3-17），完成上颌边缘整塑（图 7-3-18）。下颌唇颊侧修整与上颌基本相同，舌侧修整分舌前部，左右侧三区进行，嘱患者舌头左右活动及向上抬，即可修整舌翼缘及舌系带区（图 7-3-19）。在舌侧修整时，一定注意个别托盘的位置不能移动，以免影响其准确性。完成边缘封闭后的个别托盘应在口内有良好固位，唇、颊、舌活动时托盘不脱落。

（2）取终印模：边缘整塑好的个别托盘上涂抹粘接剂，调拌终印模材料（采用精细模用硅橡胶），放置在个别托盘内

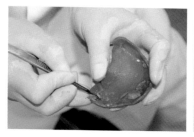

**图 7-3-16 上颌个别托盘边缘
多余封闭蜡修整**

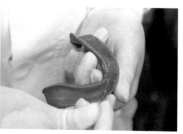

**图 7-3-17 下颌个别托盘边缘
多余封闭蜡修整**

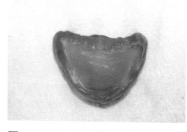

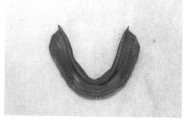

图 7-3-18 上颌托盘边缘整塑完成 **图 7-3-19 下颌托盘边缘整塑完成**

（图 7-3-20），旋转进入口中，以轻微压力和颤动方式使托盘就位，做肌功能整塑，保证载有印模材料的托盘在口腔中保持正确而稳定的位置，避免移动，同时维持一定的压力直到印模材料完全凝固（图 7-3-21），围模灌注石膏模型（图 7-3-22、7-3-23），修整石膏模型（图 7-3-24、7-3-25）。

4. 颌位记录

（1）制作暂基托：可用蜡片、自凝树脂或光固化基托树脂板制作暂基托。

①蜡基托的作法：将两层蜡片烤软粘合在一起，轻按蜡片于模型上使蜡基托与模型表面紧密贴合，上颌基托近后缘要埋

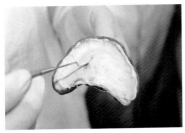

图 7-3-20 托盘内放置硅橡胶

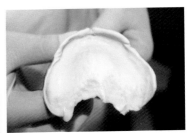

图 7-3-21 硅橡胶终印模

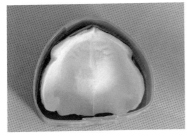

图 7-3-22 上颌围模灌注石膏模型

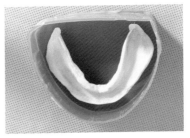

图 7-3-23 下颌围模灌注石膏模型

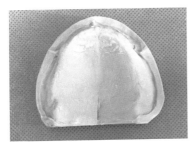

图 7-3-24 修整后的上颌石膏模型

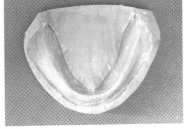

图 7-3-25 修整后的下颌石膏模型

入横行的加强丝，下颌基托加强丝埋入舌腭侧基托中，形状与牙槽嵴的舌腭侧组织面大体一致（图 7-3-26、7-3-27）。

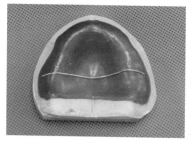
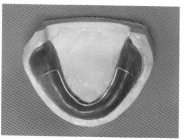

图 7-3-26　上颌蜡基托　　　　　　图 7-3-27　下颌蜡基托

②自凝树脂暂基托的制作法：首先将终模型的唇、颊、舌侧的倒凹区以烤软的蜡填塞，消除组织倒凹，将调拌至黏丝期的自凝树脂按于模型上形成基托，基托厚度约 2mm。固化后，自模型上取下暂基托，磨圆边缘，备用。

③光固化树脂暂基托的制作法：先在终模型上用蜡适当填倒凹，将预成的光固化塑料基托板放在模型上，按压成形，用蜡刀切去多余的树脂材料，然后用光固化灯照，硬固后取下磨光边缘备用。

（2）𬌗堤的制作：将蜡片烤软卷成约 8～10mm 直径的蜡条，按牙槽嵴形状粘着于基托上，然后修整咬合平面宽度，前牙区约为 6mm，后牙区 8～10mm，𬌗堤后端修整成斜坡状（图 7-3-28、7-3-29）。在咬合平面上相当于后牙处，左右侧分别削出前后两条不平行的沟，沟深约 3mm，以便用作上下𬌗堤

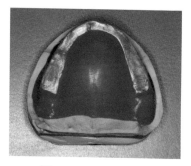

图 7-3-28　上颌𬌗堤

咬合时的标记。要求咬合平面的前部在上唇下缘以下露出约2mm，且与瞳孔连线平行，咬合平面的后部，从侧面观要与鼻翼耳屏线平行，殆堤的唇面要充分衬托出上唇，使上唇丰满而自然（图7-3-30）。

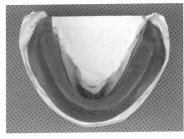
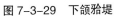

图 7-3-29　下颌殆堤

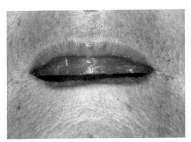

图 7-3-30　口内试戴上殆堤

5. 确定垂直颌位关系

（1）利用息止颌位垂直距离减去息止咬合间隙的方法：用垂直距离测量尺测量息止颌位时鼻底至颏底的距离减去2～3mm，作为确定垂直距离的数据。

（2）瞳孔至口裂的距离等于垂直距离的方法：两眼平视，将测量的瞳孔至口裂的距离作为确定垂直距离的数据。

（3）面部外形观察法：一般自然牙列存在并且咬在正中颌位时，上下唇呈自然接触闭合，口裂约呈平直状，口角不下垂，鼻唇沟和颏唇沟的深度适宜，面部下1/3与面部的比例是协调的，这种面部外形资料可用作确定垂直距离的参考。如果患者有拔牙前垂直距离的记录，则可作为无牙颌修复时确定垂直距离的较好的参考。

6. 确定水平颌位关系

为无牙颌患者确定正中关系位的方法很多，一般常用直接咬合法。直接咬合法是指利用殆堤及殆间记录材料，嘱患者下颌后退并直接咬合在一起的方法。无牙颌患者下颌有习惯性前伸，需要采取下述方法帮助患者下颌退回至正中关系位。

（1）卷舌后舔法：临床上常在上颌托后缘中部黏固一约5mm 直径的小蜡球，嘱患者将口张小些，舌尖卷向后上舔舐蜡球，然后慢慢咬合至合适的垂直距离。当舌卷向后上方舔舐蜡球时，舌向后上方牵拉舌骨，舌骨连带舌骨肌牵拉下颌后退，这样就使髁突处于其生理后位。

（2）吞咽咬合法：嘱患者吞咽唾液的同时咬合至合适的垂直距离，也可以在吞咽过程中，医生以手轻推患者颏部向后，帮助下颌退回生理后位。在吞咽过程中，下颌升肌有固定下颌于正中关系位的作用。因此采用吞咽咬合结合使下颌受推力回退，较容易达到下颌处于其生理后位。

（3）后牙咬合法：将上殆托就位，置两示指于下颌牙槽嵴的第二前磨牙和第一磨牙处，嘱患者轻咬几下，直到患者觉得咬合时能用上力量时，将粘有烤软蜡卷的下殆托就位于口中，仍旧先试咬医生示指，示指滑向殆堤的颊侧，上下殆托就接触于下颌处于其生理后位。咬合时，颞肌、咬肌、翼内肌同时收缩，牵引下颌向后上方移动，可使髁突回到正中关系位。而且咬合力在第二前磨牙和第一磨牙处发挥最大时，下颌需处于其生理后位。

7. 描记标志线转移颌关系　确定好垂直和水平颌位关系后，将上下殆托就位于口中，在殆堤唇面用蜡刀刻划标志线，用于指导选择人工牙的长度、宽度和指示人工牙排列的位置。

①中线：参照整个面形确定中线，并划在殆堤前部唇面。

②口角线：当上下唇轻轻闭拢时，划出口角在殆托上的位

置，口角线也是垂直于咬合平面的直线。

③唇高线和唇低线：上下粭托在口中就位，嘱患者微笑，以蜡刀划出微笑时上唇下缘和下唇上缘的位置线。唇高线、唇低线也叫笑线（图7-3-31）。刻划好标志线后将上下颌关系转移至粭架上（图7-3-32、7-3-33）。

8. 排牙试戴

（1）选牙：两侧口角线之间粭堤唇面弧度为上前牙13-23的总宽度。参照唇高线至咬合平面的距离为上中切牙切2/3的高度。根据下唇线至咬合平面的距离确定下中切牙的切1/2的长度。牙形要与患者面部形态协调一致。下颌尖牙远中面到磨牙后垫前缘作为下颌人工牙47-44，34-37近远中径的总宽度。上颌17-14，24-27的近远中宽度与下颌47-44，34-37相匹配。

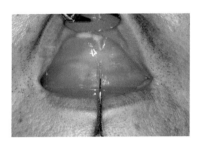

图7-3-31 粭堤上划中线、口角线和笑线

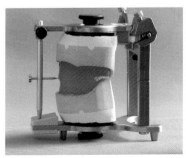

图7-3-32 转移颌关系至粭架
（侧面观）

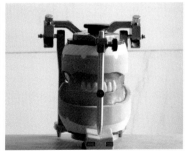

图7-3-33 转移颌关系至粭架
（正面观）

（2）排牙：

11，21：其接触点与𬌗堤中线一致，11，21位于中线的两侧，切缘落在咬合平面上，唇面与𬌗堤唇面弧度和坡度一致（唇舌向接近直立或颈部微向舌侧倾斜），颈部微向远中倾斜，冠的旋转度与𬌗堤一致。

12，22：其近中面接触11，21的远中面，切缘高于咬合平面约1mm，唇面与𬌗堤弧度一致，颈部的舌向和远中向倾斜皆大于1|1，冠的旋转度与𬌗堤唇面弧度一致。

13，23：其近中面接触12，22的远中面，牙尖顶接触咬合平面，颈部微突向唇侧且略向远中倾斜，倾斜度介于11，21和12，22之间，冠的旋转度与𬌗堤唇面弧度一致（图7-3-34）。

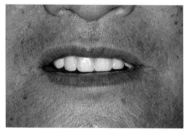

图7-3-34 上颌排前牙

（3）试戴：排牙后可将义齿在口中试戴，单颌义齿放入口内，检查义齿的稳定性和相对软组织的位置；将上下全口义齿放入口中，检查垂直距离、咬合、美观和发音；发"斯"音，该音会反映息止颌间隙大小，发"啊"音检查上腭颤动线。

9. 戴牙

（1）检查基托：义齿就位前，用手指触摸确认义齿组织面有无小瘤子等锐利之处。注意唇、颊系带处，观察边缘切迹是否让开，有无妨碍系带活动情况，如有，要用柱形石磨改（图7-3-35、7-3-36）。

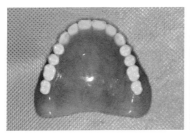 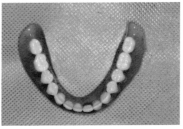

图 7-3-35 完成的上颌全口义齿　图 7-3-36 完成的下颌全口义齿

（2）检查颌位关系：全口义齿戴在患者口中作正中咬合时，上下颌牙列应有良好的咬合关系（图 7-3-37、7-3-38）。

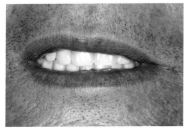 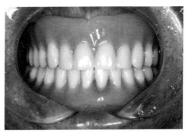

图 7-3-37 全口义齿戴入患者　图 7-3-38 全口义齿戴入患者
　　　　　　口中正面观　　　　　　　　　口中口颊牵开观

（3）检查咬合关系：用咬合纸置于上下牙列咬合面之间，让患者作正中、前伸、侧向咬合。检查咬合关系，有无个别牙早接触，有无低咬合。个别牙面上有咬合印迹，或咬合印迹很显著者为早接触点，可磨改消除。

10. 医嘱　给患者进行戴牙指导。

【戴牙后出现的问题及处理】

1. 疼痛

（1）组织面局部问题：在磨伤或压伤的黏膜上涂龙胆紫，将义齿组织面擦干，戴入口中，在压伤部位相应的基托组织面上显示紫颜色，用桃形或轮状带石针将紫颜色处的基托组织面磨除少许，使基托组织面与组织之间有适当的空隙，这种处理称之为缓冲处理。

（2）基托边缘将过长：过锐的边缘磨短和圆钝，症状即可减轻，但不宜磨除过多，以免破坏边缘封闭。

（3）咬合：义齿在正中咬合和侧向咬合时有早接触或干扰，咬合力分布不均匀，会在牙槽嵴顶上或嵴的斜面上，产生弥散性发红的刺激区域。检查：将下颌义齿戴在患者口中，医生用右手的拇指和示指或两手的示指放在下颌义齿两颊侧基托上，使下颌义齿固定在下颌牙槽嵴上，然后让患者下颌后退，在正中关系位闭合，上下牙齿有接触时不动，然后咬紧，如发现下颌义齿或下颌有滑动或扭动时，表示咬合时有早接触点，找出早接触点部位，给予磨除达到咬合平衡。

（4）垂直距离过高：患者戴义齿后，感到下颌牙槽嵴普遍疼痛或压痛，不能坚持较长时间戴义齿，面颊部肌肉酸痛，上腭部有烧灼感。检查口腔黏膜无异常表现，这种情况多由于垂直距离过高或夜磨牙所致，或需重新制作。

（5）咬舌或咬颊：由于后牙缺失时间过久，两颊部向内凹陷，或舌体变大而造成咬颊或咬舌现象，经过戴用一段时间后，常可自行改善。必要时可加厚颊侧基托，将颊部组织推向外侧。另参见可摘义齿咬舌和咬颊的原因。

2. 固位不良

（1）当口腔处于休息状态时，义齿容易松动脱落。这是由于基托组织面与黏膜不密合或基托边缘伸展不够，边缘封闭作用不好造成。采用重衬或加长边缘的方法解决。

（2）当口腔处于休息状态时，义齿固位尚好，但张口、说话、打呵欠时义齿易脱位，这是由于基托边缘过长、过厚，唇、颊、舌系带区基托边缘缓冲不够，影响系带活动；人工牙排列的位置不当，排列在牙槽嵴顶的唇颊或舌侧，影响周围肌肉的活动；义齿磨光面外形不好造成的。应磨改基托过长或过厚的边缘，缓冲系带部位的基托，形成基托磨光面应有的外形，或适当磨去部分人工牙的颊舌面，减小牙齿的宽度。

（3）固位尚好，但在咀嚼食物时，义齿容易脱位。这是由于咬合不平衡，牙尖有干扰，使义齿翘动，破坏了边缘封闭造成的；下颌磨牙后垫部位基托伸展过长，与上颌结节后缘基托相接触或接近；上颌咬合平面较低，当下颌向前伸时，上下颌基托后缘相接触或上颌第二磨牙远中颊尖与下颌磨牙后垫部位基托接触，使下颌义齿前部翘起，而影响义齿固位。修改时应进行选磨调𬌗，消除牙齿过早接触和牙尖的干扰，或将基托边缘磨短或磨薄。

第八章

口腔常用药物和制剂

一、口腔常用药物

（一）口腔常用局部麻醉药

普鲁卡因（Procaine）：又名奴佛卡因，属对氨基甲酸酯类，临床应用其盐酸盐。

1. 浸润麻醉　常用浓度 0.25%～0.5%，成人一次剂量不超过 500mg（加入 1/200 000 肾上腺素后用量可酌增），极限量 10g。

2. 阻滞麻醉　常用浓度 1%～2%，加入肾上腺素的浓度及剂量同浸润麻醉。

3. 不良反应　不良反应少见，偶有恶心呕吐、过敏性皮炎或过敏性休克的反应。

利多卡因（Lidocaine）：又名赛罗卡因，属酰胺类。

1. 表面麻醉　4% 溶液（幼儿 2%），用于口、咽、气管黏膜麻醉，起效时间 5 分钟，维持 15～30 分钟，一次量宜小于 200mg。

2. 浸润麻醉　常用浓度 0.5%～1%，显效时间 1～3 分钟，维持 120 分钟，加肾上腺素后可至 400 分钟，因毒性较大，易吸收，应慎用。一般不宜超过 5mg/kg，极限量 400mg。

3. 阻滞麻醉　常用浓度 1%～2%，显效时间 5 分钟，维持 120～150 分钟，一次量不超过 400mg。

4. 不良反应 常规剂量下少见。剂量过大时可引起欣快感、激动、烦躁、耳鸣等。静脉输入过快可引起惊厥、昏迷，大剂量可导致心搏骤停。

阿替卡因（Articaine）：又名卡铁卡因，属酰胺类。易在组织内扩散，局麻效能强。

1. 浸润麻醉 4% 浓度，一次注射 0.8～1.7ml。起效时间 4 分钟，持续时间 2.4 小时，成人一日最大剂量 7mg/kg，儿童一日最大剂量 5mg/kg。

2. 不良反应 过敏反应少见，如怀疑对酰胺类药物过敏时，可行过敏试验。因含有微量亚硫酸盐可能引起过敏性休克，因含肾上腺素可能引起头痛、眩晕、心动过速。

丁卡因（Tetracaine）：又名地卡因，属酯类局麻药。具有良好的脂溶性，穿透力强，吸收迅速，表面麻醉效果好。

1. 表面麻醉 1%～2%，一次用量 40～60mg。

2. 不良反应 发生一过性皮疹的机会高于普鲁卡因。经黏膜大量吸收或误入血管可致中毒。特点为无早期症状的情况下突然发作，迅速出现严重中毒反应，发生惊厥，心跳停止。

（二）口腔常用镇痛药

阿司匹林（Aspirin）：缓解疼痛，抗凝，退热。有出血，肠胃溃疡或者正在行抗凝治疗的患者不宜使用，12 岁以下的儿童不宜使用（易产生雷耶病）。剂量：口服，600～900mg/4h。

布洛芬（Ibuprofen）：缓解疼痛，具有适度的退热作用。副作用类似于阿司匹林但是比阿司匹林轻微。剂量：口服，400～600mg/8h。

对乙酰氨基酚（paracetamol）：有镇痛功效，退热作用比较微弱。剂量不会引起胃刺激或者在出血期间也可以使用。剂量：口服，1000mg/6h（成人24小时最大剂量不能超过4000mg）。

卡马西平（Carbamazepine）：最初应用于抗癫痫类药物，在治疗三叉神经痛和舌咽神经痛上有着相当重要的价值。有药物过敏史的患者、房室传导阻滞、卟啉病、服用单胺氧化酶抑制剂的孕妇或肝衰竭患者需慎用。剂量：口服，成人一次100mg，2次/日。以后可每日或每两日增量100mg至有效，极限剂量是1600mg/d，分次服用。

（三）抗炎药物

1. 皮质类固醇

（1）局部类固醇药物：

曲安西龙（Triamcinolone）：0.1% 曲安西龙的软膏涂于溃疡、扁平苔藓等患处。

倍他米松（Betamethasone）：倍他米松气雾剂可喷于阿弗他溃疡处。

氢化可的松（Hydrocortisone）：1% 氢化可的松软膏外用，用于各种口腔溃疡。

曲安奈德（Triamcinolone Acetonide）：1ml（40mg）用于肉芽肿性唇炎、顽固性扁平苔藓黏膜下注射。

（2）全身性类固醇药物：

泼尼松龙（Prednisolone）：30mg，口服，主要用于药物过敏性口炎、糜烂型扁平苔藓、白塞综合征、腺周口疮等，可顿服或用维持剂量，需在专科医生指导下服用。

2. 非甾体抗炎药

苄达明（Benzydamine）：是一种非甾体活性药物，喷剂或是漱口药可以减轻口腔黏膜炎症。

（四）口腔常用抗生素

阿莫西林（Amoxicillin）：多用于慢性重度牙周炎、侵袭性牙周炎或顽固性牙周炎的辅助治疗，也可用于牙周脓肿切开引流术后的辅助治疗。与甲硝唑合用可有效抑制伴放线杆菌、牙龈卟啉单胞菌等牙周致病菌。剂量根据病情按医嘱使用，青霉素过敏者禁用。剂量：250～500mg，口服，一日三次。

四环素（Tetracycline）：广谱抗生素之一，是牙周病治疗中较常用的广谱抗生素。多用于牙周炎、HIV相关性牙周炎的辅助治疗。可造成釉质或骨骼发育不良，故孕妇、婴幼儿及儿童均不宜使用。剂量：250～500mg，口服，每日四次。

红霉素（Erythromycin）：抗菌谱与青霉素类似，可用于对青霉素不敏感的人群，主要不良反应为呕吐。剂量：250～500mg，口服或静脉注射，每日四次。

甲硝唑（Metronidazole）：抗厌氧菌类抗生素。一种对牙齿和口腔的急性感染相当有效的药物，如牙周炎、根尖周炎、坏死性溃疡性牙龈炎等，用以控制炎症反应及缓解症状。可选剂型有片剂、针剂、栓剂。服药期间禁止饮酒，否则可能会产生严重的恶心和呕吐。对于需氧菌无效。剂量：治疗坏死性溃疡性牙龈炎的传统剂量为：200mg，3次/天，口服，疗程3天。对其他厌氧菌感染则多用400mg，每日两到三次，口服。

头孢呋辛（Cefuroxime）：一种肠外广谱头孢菌素，常与甲硝唑联合应用于外科头颈部手术后预防感染。剂量：750～1500mg，静脉注射，每日三次；500mg，口服，每日两次。

复方新诺明（Co-trimoxazole）：在头面部的感染治疗中有少数适应证。200mg，口服，每日两次。主要应用于耳、窦腔和泌尿系统感染。孕妇和叶酸缺乏患者禁用。

（五）抗真菌药和抗病毒药

1. 抗真菌药

两性霉素 B（Amphotericin）：主要用于口内白色念珠菌感染，10mg 锭剂口内含服，每日四次，疗程 10～15 日，必要时剂量加倍。

制霉菌素（Nystatin）：含药片或者混合制剂，主要用于白色念珠菌感染。剂量：100 000 单位含服，每日四次，或 1ml 混合制剂，口中含化。

咪康唑（Miconazole）：对传染性口角炎尤其有效，对链球菌，葡萄球菌和假丝酵母属有效。咪康唑凝胶，用于慢性黏膜皮肤及慢性舌咽念珠菌病。咪康唑乳膏局部应用于唇角炎。剂量：5～10ml 涂于口内患处，每日四次。

氟康唑（Fluconazole）：作为局部用药的二线药物用于口腔及或体内严重念珠菌病的免疫力正常或低下的患者。孕妇禁用。剂量：50mg，口服，每日一次，疗程 7～14 天；200～400mg，静脉注射，每日一次。

2. 抗病毒药物

阿昔洛韦（Aciclovir）：可作用于单纯疱疹病毒和带状疱疹。基本上无毒性，可全身或局部用。剂量：唇疱疹，阿昔洛韦软膏涂抹于患处，每 4 小时一次，5 天一疗程；疱疹性口炎，200～400mg，口服，每日 5 次，5 天一疗程；带状疱疹，800mg，口服，每日 5 次，7 天一疗程。

疱疹净（Idoxuridine）：为 5% 的二甲亚砜溶液，目前已较少应用。

（六）维生素（Vitamins）

维生素类药物不作为牙科临床用药的一线药物。在补充维生素前，对严重的牙龈红肿、口腔炎、舌炎或疼痛，应全面评估。

二、牙体牙髓病、牙周病常用制剂

（一）抗牙本质敏感药物

硝酸钾（Potassium Nitrate）：

处方组成：硝酸钾　3%

　　　　　氟离子　0.11%

临床应用：钾离子可降低感觉神经敏感性，氟离子可促进牙本质再矿化；通常使用患者定制托盘，将凝胶注入托盘内，戴入口内 2~4 小时。

氟化钠甘油（Sodium Glycerine Fluoride）：

处方组成：氟化钠　75g

　　　　　甘油　25g

临床应用：氟化钠可与牙本质中的钙离子反应，阻塞牙本质小管；临床使用时，隔离患牙，用小棉球蘸糊剂涂擦敏感部位 2~3 分钟，每周一次，4 次为一个疗程。

草酸钾（Potassium Oxalate）：

处方组成：30% 草酸钾溶液。

临床应用：草酸钾能阻塞牙本质小管并降低牙髓神经敏感性；临床使用时，隔离患牙，用 75% 酒精棉球擦拭牙齿表面，脱水脱脂，吹干后，用小棉球蘸试剂反复涂擦敏感部位 2 分钟，之后再用 3% 草酸氢钾反复涂擦 2 分钟即可。

复合脱敏剂：

Gluma：

处方组成：2- 羟乙基甲基丙烯酸酯（HEMA）361mg

　　　　　戊二醛　51mg

　　　　　　水　　　　　　588mg

　　临床应用：通过高分子化合物与暴露的牙本质小管内的蛋白发生化学聚合，封闭牙本质小管。临床使用时，将脱敏剂在敏感的牙面反复涂擦 30～60 秒即可。

　　（二）牙齿漂白药物：

　　过氧化氢（Hydrogen Peroxide）：

　　处方组成：35% 过氧化氢溶液或凝胶。

　　临床应用：主要用于诊室内漂白，也可用于髓腔内漂白。具体方法见相关章节。

　　过氧化脲（Carbamide Peroxide）：

　　处方组成：通常为 10%、15% 或 20% 的凝胶缓释剂型。

　　临床应用：主要用于家庭漂白，具体方法见相关章节。

　　过硼酸钠（Sodium Perborate）：

　　处方组成：粉末状，含 95% 过硼酸，使用时与 35% 过氧化氢调拌均匀形成糊状使用。

　　临床应用：主要用于髓腔内漂白，具体方法见相关章节。

　　（三）盖髓术药物

　　氢氧化钙（Calcium Hydroxide）：

　　处方组成：种类较多，但均由氢氧化钙、赋形剂和其他添加剂组成。

　　临床应用：主要用于直接盖髓术及间接盖髓术。

　　氧化锌丁香油（Zinc Oxide Eugenol）：

　　处方组成：液体：丁香油　　　　37.5%

　　　　　　　　　　　乙氧苯甲酸　　62.5%

　　　　　　　　粉剂：氧化锌　　　　　　80%

　　　　　　　　　　　聚甲基丙烯酸甲酯　20%

　　临床应用：对牙髓具有安抚作用，故常作为深窝洞垫底或间接盖髓剂，也是暂时封药的主要材料。

注意：不能用于直接盖髓术，会导致牙髓慢性炎症，最终牙髓坏死。

（四）牙髓切断术药物

甲醛甲酚溶液（Formocresol FC）：

处方组成：溶液：甲酚　　10ml

甲醛　　10ml

无水酒精　　5ml

临床通常使用其20%浓度的稀释液：配方为1份甲醛甲酚加入3份甘油和1份蒸馏水。

临床应用：是乳牙活髓切断术的首选药物，也是根管治疗术中根管消毒的常用药物，但由于其具有毒性及免疫原性，目前应用渐少。

（五）牙髓失活剂

亚砷酸（Arsenic Trioxide）：

处方组成：

三氧化二砷　　4g

盐酸可卡因　　0.8g

麝香草酚　　0.5g

盐酸麻黄碱　　0.06g

依沙丫啶　　0.5g

丁香油　　0.5ml

蒸馏水　　2ml

脱脂棉　　适量（约2g）

临床应用：高效牙髓失活剂，对牙髓细胞有强烈的毒性作用，且对组织的作用没有自限性。使用时需严格控制封药时间，严密封闭，24～48小时后应及时取出。不能用于根尖孔未完全形成的牙；封闭不严密会腐蚀牙周组织。

金属砷（Arsenic）：

处方组成：

金属砷	1.0g
可卡因	1.0g
苯酚	适量
棉块	适量

临床应用：适用于乳牙牙髓失活，封药时间 2~4 天，成人封药时间 5~8 天。

多聚甲醛（Polyformaldehyde）：

处方组成：

多聚甲醛	2.0g
盐酸可卡因	1.0g
羊毛脂	适量
石棉粉	0.4g
伊红	适量

临床应用：多聚甲醛作用缓慢，封药时间为 2 周左右。

（六）干髓剂

多聚甲醛（Polyformaldehyde）：

处方一：

粉剂：

多聚甲醛	10g
麝香草酚	3g
氧化锌	82g
无水硫酸锌	5g

液剂：

甲酚	40ml

甘油	20ml
软肥皂	20~40mg

处方二：

多聚甲醛	3g
麝香草酚	1g
盐酸丁卡因	0.3g
氧化锌	5g
羊毛脂	约1g

临床应用：干髓术中将干髓剂置于根髓断面上，对牙髓有防腐、固化的作用。并能刺激根尖骨样组织形成，封闭根尖孔。但由于远期疗效不确切，目前已逐步被根管治疗术取代。

（七）根管治疗药剂

1. 根管冲洗液

次氯酸钠（Sodium Hypochlorite）：

处方组成：常用5.25%、2.5%、1.25%的水溶液。

临床应用：具有较强的杀菌、漂白及溶解有机组织的作用，能有效溶解坏死的牙髓组织，用于根管治疗过程中的根管冲洗。

注意：次氯酸钠对组织的刺激性较强，故需在橡皮障隔湿配合下使用。

过氧化氢溶液：

处方组成：常用3%过氧化氢溶液。

临床应用：用于根管冲洗。冲洗时注意压力不要过大，以免造成大量气泡进入根尖周组织，引起疼痛或化学性根尖周炎。

乙二胺四乙酸钠（Ethylenediaminetetraacetic Acid EDTA）：

处方组成：常用15%的溶液

乙二胺四乙酸钠　　　　17g

蒸馏水　　　　　　　　100ml

5M 氢氧化钠溶液　　　9.25ml

临床应用：EDTA 是一种螯合剂，能去除牙本质玷污层，软化牙本质壁，无毒性，不刺激根尖周组织；临床常用于根管冲洗剂、根管润滑剂。

注意：EDTA 的螯合作用很强，软化牙本质作用也很强，因此需小心使用，避免根管壁悬突、侧穿或根管偏移。

2. 根管消毒剂

氢氧化钙

处方组成：同前。

临床应用：根管预备完成后将氢氧化钙糊剂导入根管内，能有效消毒根管。

碘仿（Iodoform）：

处方一：

碘仿　　　　　　　　　3g

氧化锌　　　　　　　　3.1g

丁香油酚　　　　　　　0.2g

凡士林　　　　　　　　3.7g

处方二：

碘仿　　　　　　　　　5g

麝香草酚　　　　　　　0.3g

氧化锌　　　　　　　　5g

樟脑氯酚合剂　　　　　4ml

Vitapex：

氢氧化钙　　　　　　　30.3%

碘仿　　　　　　　　　40.4%

硅油　　　　　　22.4%

其他物质　　　　6.9%

临床应用：多用于根管渗出较多，叩痛不消失的病例。使用时将糊剂导入根管内。

甲醛甲酚溶液（Formocresol FC）：

处方组成：

甲酚　　　　　　10ml

甲醛　　　　　　10ml

无水酒精　　　　5ml

临床应用：多用于感染根管的消毒。注意勿将其接触到口腔软组织和颜面部皮肤。

樟脑苯酚（Camphorated CP）：

处方组成：

樟脑　　　　　　60g

苯酚　　　　　　30g

酒精　　　　　　10ml

临床应用：用于感染根管的消毒，目前已趋于淘汰。

（八）牙周治疗常用药剂

氯乙定溶液（Chlorhexidine Solution）：

处方组成：0.02%～0.05%氯乙定溶液，含漱，一日3～4次。

临床应用：辅助治疗各种牙龈炎和牙周炎，牙周手术后使用可起到消炎，促进组织修复愈合的作用。也可用于牙周袋冲洗。

碘甘油（Iodine Glycerin）：

处方组成：

	处方 1	处方 2
碘	10g	20g
碘化钾	10g	20g
蒸馏水	10ml	20ml
甘油	加至 100ml	1000ml

临床应用：辅助治疗各种龈炎、牙周炎及冠周炎等。使用时将药液直接置入龈袋或牙周袋内。

牙周塞治剂：

处方组成：

粉剂：

氧化锌	255g
松香粉	255g
鞣酸	15g
酸洗石棉	1g

液剂：

丁香油	适量

临床应用：用于各类牙周手术后的创面保护，对牙周出血也有止血作用。

第九章

口腔修复常用材料的临床选择

一、印 模 材 料

概述 印模是物体的阴模，口腔印模即是口腔相关组织的阴模，制取印模时使用的材料称为印模材料。临床上准确标准的印模除了与医师操作有关，还与印模材料的选择有关。了解各种印模材料的性能对于医师在临床上材料的选择应用是非常必要的。

（一）藻酸盐印模材料

组成（参考配方）：

粉剂	藻酸钾	15%
	硫酸钙	16%
	氧化锌	4%
	氟钛酸钾	3%
	硅藻土	60%
	磷酸钠	2%
调和剂	水	适量

性能及临床应用：

印模材料调拌好后，以溶胶状态进入口腔，在口腔内转变为水胶体，因此具有很好的流动性。形成的水胶体具有一定的弹性，以便于印模顺利地从倒凹多的口腔中取出，而不发生形变。室温 20～22℃下凝固时间通常为 2～5 分钟。临床藻酸盐印模材料的调和时间通常为 30～45 秒，粉液比是调和的关键，通常厂商会提供适当粉与水的比例，其精确度足以满足临床制作冠、桥和活动义齿的研究模型，也可与琼脂印模材料联合使用可以用于冠桥印模的制取。

（二）琼脂印模材料

组成（参考配方）：

琼脂	13g
高岭土	12g
甘油	8g
硫酸钾	2g
硼砂	0.2～0.5g
麝香草酚	0.1g
棉花纤维	0.01g
水	适量

性能及临床应用：

琼脂印模材料是一种弹性可逆的水胶体印模材料，基本成分为琼脂凝胶。加热时，琼脂印模材转变为溶胶状态，冷却后又回到凝胶状态。具有水溶胶的特性，因此体积不稳定，印模取得后应立即灌注模型。与藻酸盐印模材料相比，溢水的程度较轻微，有较好的复制性。临床上，琼脂印模材料多用于嵌体、冠及桥等模型的制取。

琼脂—藻酸盐联合印模：琼脂印模材料临床操作较为繁琐，但是其印模的精确度高于藻酸盐印模材料，所以临床上广泛使用琼脂与藻酸盐联合印模法，这样可以做到取长补短的作用。印模开始前先将藻酸盐印模材料调拌好放置于托盘上备用，将琼脂水胶体注射到预备牙体的周围，然后将备有的藻酸盐迅速置于琼脂水胶体的上面，轻轻按压保证两种材料充分结合，约为 2 分钟，琼脂因受藻酸盐的冷却在此时间内转变为凝胶，确认藻酸盐材料硬化后，取下托盘。

（三）硅橡胶印模材料

1. 缩合型硅橡胶印模材料　也称室温硫化硅橡胶，又称Ⅰ型硅橡胶，在室温下即可硫化（固化）成形。

组成：

基质：主要由末端有羟基的聚二甲基硅氧烷组成。

交联剂：一般是正硅酸乙酯（乙氧基硅烷），也可用三乙氧基硅烷。用量的多少可直接影响印模材料的凝固时间。

催化剂：常用辛酸亚锡，也可用月桂酸二锡。

填料、香料和颜料：常用气相二氧化硅作为填料，与香料、颜料一起加在基质中。

性能及临床应用：

缩合型硅橡胶印模材料重体和轻体在口腔温度下都在 3~6 分钟内凝固，室温在 23℃时 10 分钟左右凝固。凝固速度与室温，以及催化剂的加入量有关。印模材料的凝固反应主要是在口腔内进行，由于催化剂激发所产生的快速硫化，在口腔内的反应并不完全，印模取出后反应仍再继续进行一段时间，因而伴有轻度的体积收缩。其次是硫化过程所产生的孔隙，造成在印模形成后酒精的蒸发使其轻度收缩。缩合型硅橡胶 24 小时内尺寸变化为 0.1%~0.3% 之间，其与所含填料量的多少有关。适用于口腔内精确取模，可以用于冠桥、桩冠、嵌体及贴面等高精度印模的制取。

2. 加成型硅橡胶印模材料　加成型硅橡胶印模材料又称为Ⅱ型硅橡胶印模材料。

组成：

主要成分：甲基乙烯基硅氧烷。

交联剂：含氢硅油。

催化剂：贵金属氧化物氯铂酸等。

性能及临床应用：

与缩合型相比，加成型硅橡胶操作时间较短，在口腔内凝固快，凝固后尺寸更加稳定，印模精确度更高，操作性能更好。加成型硅橡胶24小时内尺寸变化为0.1%左右，不受填料量的影响，其压缩永久变形为0.2%～0.3%，是缩合型硅橡胶的1/5～1/8。但是，加成型硅橡胶价格较高是其不能全面推广应用的主要原因。适用于口腔内精确取模，可以用于冠桥、桩冠、嵌体及贴面等高精度印模的制取。

3. 聚硫橡胶印模材料

组成：

基本成分：液态聚硫橡胶。

氧化剂：过氧化铅。

性能及临床应用：

聚硫橡胶作为印模材料，其性能和用法与硅橡胶相似。口腔内凝固时间约为2～4分钟，但是其强度和弹性在10分钟时才迅速改变，所以印模在口腔中要保持10～12分钟才可以取出。但是其质地较软，永久变形偏大，硬化较慢，时间不足取出会使印模变形，应用远不及硅橡胶印模材料广泛。适用于口腔内精确取模，可以用于冠桥、桩冠、嵌体及贴面等高精度印模的制取。

4. 聚醚橡胶印模材料

组成：

基本成分：不饱和聚乙烯醚橡胶。

增塑剂：乙二醇醚。

催化剂：芳香磺酸酯（苯亚磺酸钠）。

性能及临床应用：

聚醚橡胶属于人工合成橡胶，在反应过程中体积变化小，性能稳定，硬度、韧性和弹性比聚硫橡胶和硅橡胶好。聚醚橡胶凝固时间短，约 2～3 分钟。凝固时间：聚硫橡胶 > 硅橡胶 > 聚醚橡胶。在灌注模型时，能吸收少量的水分，稍作膨胀，补偿印模材料的收缩，使灌注的模型体积变化很小，准确性高。适用于口腔内精确取模，可以用于冠桥、桩冠、嵌体及贴面等高精度印模的制取，也可以制取一些载有精密附着体的可摘局部义齿印模。

二、铸 造 合 金

概述 将熔化的金属或合金，浇注入预先制备好的铸型内形成铸件的过程即为铸造。铸造合金按其熔化温度范围分为三类：高熔铸造合金（1100℃以上）、中熔铸造合金（500～1100℃）和低熔铸造合金（500℃以下）。临床上，铸造合金又可分为：贵金属铸造合金，非贵金属铸造合金以及烤瓷熔附合金等。

（一）贵金属铸造合金

分类与组成：

高贵金属：金含量 65wt% 以上，分金－银－铂合金、金－铜－银－钯 I 型合金和 II 型合金。

贵金属：①金－铜－银合金，银含量相应增加，金含量相应减少，铜和钯含量与金－铜－银－钯 II 型合金基本相同；②金－银－钯－铟合金，金含量 20wt%，钯 20wt%，银约 40wt%，铟 15wt%；③钯－铜－镓合金，几乎不含金，含钯 75wt%，铜和镓含量基本相同；④银－钯合金，不含金，钯 25wt%，银 70wt%。

性能及临床应用：

大多数贵金属合金硬度低于釉质，一般也低于贱金属。另外，基本认为贵金属合金生物性能良好，对人体无明显的毒性和刺激性。贵金属铸造合金广泛应用于口腔修复临床，目前主要应用于烤瓷冠桥、铸造冠桥、嵌体、桩核、精密附着体、种植义齿和可摘局部义齿的制作等。

（二）非贵金属铸造合金

1. 镍铬铸造合金

组成：

ISO 6871 标准规定，镍铬合金中主要成分为镍元素，其中钴、铬和镍的总含量不应少于 85%，钼含量不能少于 4%。

性能及临床应用：

在口腔中，镍铬合金制作的冠桥修复体会有极少量金属慢慢分解并释放黑色的氧化物导致局部组织染色，出现牙龈黑线；镍铬合金材料做的烤瓷牙稳定性不佳，容易被氧化、不耐腐蚀；在口腔唾液环境里面长期浸泡，镍离子容易析出，虽然其很安全，但个别患者仍会对镍离子产生过敏反应；另外由于金属的特性，镍铬合金制作的冠桥边缘的密合性较其他冠桥修复体差。可用于可摘局部义齿大支架的整体铸造，也可用于卡环、殆垫、基托、冠和桥的铸造修复，由于镍铬合金不稳定，目前临床上应用越来越少。

2. 钴铬铸造合金

组成：

ISO 6871 标准规定，钴铬合金中钴含量不应少于 25%，其中钴、铬和镍的总含量不应少于 85%，钼含量不能少于 4%。

性能及临床应用：

一般贱金属合金硬度比金合金的硬度高 1/3 左右。用于可摘局部义齿的合金，其抗疲劳性能很重要，有文献报道比较钴铬合金、钛合金和金合金三者的抗疲劳强度，结果表明钴铬合金抗疲劳性能最佳。临床可根据铸造钴铬合金的组成及性能选择应用：

（1）硬质：可用于可摘局部义齿大支架的整体铸造。

（2）中硬质：可用于卡环、𬌗垫、基托、冠和桥的铸造修复。

（3）软质：可用于各类固定修复体。

3. 铸造钛及钛合金

组成：

目前临床上所用的纯钛修复体除了含 99wt% 以上的钛元素外，还含有微量的铁、氧、硅、碳、氮和氢等元素。

性能及临床应用：

钛具有抗电化学腐蚀、良好的生物学反应、质量较轻、密度低、低弹性模量和高强度等优异性能。但是钛熔点高，易氧化，另外纯钛的热膨胀系数低于瓷粉系数过大，所以纯钛烤瓷的崩瓷概率要高出其他类烤瓷。由于钛及钛合金的各种性能优良，在临床可做各种修复体，如嵌体、冠、桩核、固定桥、可摘局部义齿的支架，以及烤瓷修复体、种植体和正畸材料等。

三、锻 造 合 金

（一）锻造合金丝

临床上，锻造合金丝主要有 18-8 铬镍不锈钢丝、钛合金丝、钴铬镍合金丝、锻造金合金丝等。

组成：

铬、镍、铁元素是其主要成分，另外还有碳、钛、镁、硅、钼、铌及钽等元素存在。

性能及临床应用：

具有良好的生物安全性，对组织、细胞无明显毒性，抗腐蚀性能良好。主要用于可摘局部义齿修复的支架、卡环及矫正弓丝等。

（二）锻造合金片

临床上，锻造合金片主要有镍铬合金片、不锈钢片等。

组成：

主要成分为镍，其次为铬和铜。

性能及临床应用：

镍铬合金具有良好的加工性、抗腐蚀性、机械性能和生物学性能。但镍作为已知的致敏原，个别患者会出现机体的过敏反应。早期应用于制作锤造冠，现已很少使用，目前主要用于合金片、无缝冠和矫正用锁槽、带环等的制作。

四、陶　瓷

（一）瓷 – 金属修复体

概述　瓷 – 金属修复体由铸造金属基底和熔附其上至少两层的陶瓷组成。应用的第一层是遮色层，由富含遮色氧化物的陶瓷组成，外围依次是牙本质瓷和釉质瓷。

组成：

瓷 – 金属修复体中的瓷主要由白榴石烧结而成，其主要组成为：二氧化硅、氧化铝、氧化钠、氧化钾等，另外还有一些遮色剂（氧化钛、氧化锡、氧化铬等）和各种热稳定颜料和荧光颜料。

性能及临床应用：

经烧结后的烤瓷材料接近或者超过釉质的硬度，而且耐磨性能优良，最适合作为牙科修复材料；化学性能稳定，在口腔中不会发生不良变化；很好的生物相容性，无毒、无刺激性、无致敏性。镍铬合金烤瓷、钴铬合金烤瓷、钛合金烤瓷、纯钛烤瓷、金合金烤瓷为临床上常见的瓷－金属修复体，可用于瓷－金属冠、嵌体、高嵌体和贴面等。

（二）全瓷修复体

组成：

全瓷修复体主要由晶相与玻璃相组成。晶相是其主要部分，主要有氧化铝、长石、云母、尖晶石、白榴石、二硅酸锂等种类。

常见全瓷修复体性能及临床应用：

1. 铸瓷

铸瓷材料比较透明，对于颜色较深的基牙，不适合做铸瓷修复，后牙也不适合做铸瓷修复；全瓷内冠和外层瓷粉为化学结合，强度高；铸瓷牙抗折力约为 400MPa，其耐磨度与自然牙相接近，不会对对𬌗牙磨耗太大。主要应用于瓷贴面、瓷嵌体、单冠、前牙两个单位的联冠等。

2. 渗透全瓷

临床上已成功地用于制作单冠及前牙桥的底层支架，以取代金瓷修复体的金属底层，避免了底层金属颜色的干扰，同时具有类似天然牙本质的半透明性，从而极大地提高了修复体的美观性能。主要应用于单冠、前后牙三单位桥。

3. 瓷沉积

沉积一个内冠或四单位的桥，WOLCERAM 电沉积制作的氧化铝全瓷强度可达 1000MPa，氧化锆可达 1200MPa。全瓷内冠和外层瓷粉为化学结合，强度高。最多应用于四单位桥、前后牙单冠、种植桥、各种种植体瓷基台以及死髓牙和重度四环素牙的冠修复等。

4. 计算机 CAD/CAM 全瓷冠

计算机全瓷技术使用的材料大多为预成的氧化铝和氧化锆瓷块，内冠和外层瓷粉为机械物理结合，强度大于 900MPa，没有化学结合强度高。氧化锆全瓷有时会有崩瓷的情况，采用铸压饰面瓷可以改善，但是材料和设备成本会增加很多。可用于修复所有的牙齿，也可以制作种植体的基台等。

五、活动义齿和基托材料

概述：目前广泛使用的义齿基托材料是聚甲基丙烯酸甲酯树脂及其改性产品，根据其聚合固化方式分为加热固化型、室温固化型和光固化型义齿基托树脂三大类。

（一）加热固化型基托树脂

组成：

粉剂：牙托粉，由甲基丙烯酸甲酯均聚粉或共聚粉、颜料等组成。

液剂：牙托水，由甲基丙烯酸甲酯、交联剂、阻聚剂、紫外线吸收剂等组成。

性能及临床应用：

固化完全的聚甲基丙烯酸甲酯对人体毒性很小，残留的甲基丙烯酸甲酯对人体有一定的刺激作用，个别患者过敏。主要用于可摘局部义齿、全口义齿、固定 – 可摘联合义齿的制作等。

（二）室温化学固化型义齿基托树脂

组成：

粉剂：自凝牙托粉。聚甲基丙烯酸甲酯均聚粉或共聚粉，少量引发剂和着色剂。

液剂：自凝牙托水。甲基丙烯酸甲酯少量促进剂、阻聚剂及紫外线吸收剂。

引发剂：过氧化苯甲酰。

促进剂：有机叔胺 N，甲苯亚磺酸盐。

性能及临床应用：

与热固化型树脂相比，存在着分子量小、残留单体多、机械强度低、容易产生气泡和变色等缺点。主要用于正畸活动矫治器、腭护板、牙周夹板、个别托盘、暂时冠桥以及义齿重衬等的制作，也可用来制作简单义齿的急件。

（三）光固化义齿基托树脂

组成：

基质：Bis-GMA、异氰酸酯改性的 Bis-GMA。

活性剂：甲基丙烯酸甲酯、二甲基丙烯酸二缩三乙二醇酯、1，6- 己二醇二甲基丙烯酸酯等。

聚甲基丙烯酸甲酯交联粉：具有轻度交联的网状结构，在树脂基质及活性稀释剂中只溶胀，不溶解。

性能及临床应用：

对波长为 $430 \sim 510nm$ 蓝光敏感，固化深度 $3 \sim 5mm$ 范围；硬度高、刚性大、受力不易变形，脆性较大。主要用于简单义齿制作、矫治器制作、基托重衬、义齿修补、临时冠桥制作及个别托盘制作等。